"十三五"国家重点图书
出版规划项目

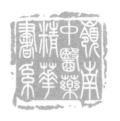

岭南中医药精华书系

邓铁涛 禤国维 周岱翰 韦贵康 总主编

岭南名老中医临床经验传承系列

刘小斌 主编

# 梁天照
# 学术精华与临床应用

冯崇廉 陈炯抗 陈文裕 主编

SPM 南方出版传媒

广东科技出版社 | 全国优秀出版社

· 广 州 ·

图书在版编目（CIP）数据

梁天照学术精华与临床应用 / 冯崇廉，陈炯抗，陈文裕主编. —广州：
广东科技出版社，2021.3

（岭南中医药精华书系. 岭南名老中医临床经验传承系列）

ISBN 978-7-5359-7168-5

Ⅰ.①梁⋯ Ⅱ.①冯⋯ ②陈⋯ ③陈⋯ Ⅲ.①中医临床—经验—中
国—现代 Ⅳ.①R249.7

中国版本图书馆CIP数据核字（2020）第272104号

**梁天照学术精华与临床应用**

Liang Tianzhao Xueshu Jinghua yu Linchuang Yingyong

出 版 人：朱文清

责任编辑：邹 荣

封面设计：林少娟

排版设计：友间文化

责任校对：李云柯

责任印制：彭海波

出版发行：广东科技出版社

　　　　　（广州市环市东路水荫路 11 号　邮政编码：510075）

销售热线：020-37592148 / 37607413

http：//www.gdstp.com.cn

E-mail：gdkjcbszhb@nfcb.com.cn

经　　销：广东新华发行集团股份有限公司

印　　刷：广州市彩源印刷有限公司

　　　　　（广州市黄埔区百合三路 8 号　邮政编码：510700）

规　　格：787mm×1 092mm　1/16　印张 13.25　字数 265 千

版　　次：2021 年 3 月第 1 版

　　　　　2021 年 3 月第 1 次印刷

定　　价：98.00 元

如发现因印装质量问题影响阅读，请与广东科技出版社印制室联系调换（电话：020-37607272）。

# "岭南中医药精华书系"编委会

总主编：邓铁涛　禤国维

周岱翰　韦贵康

编　委：（按姓氏笔画排序）

刘小斌　孙晓生　张永杰

张忠德　陈永光　陈达灿

冼绍祥　郑　洪　徐鸿华

# "岭南中医药精华书系"出版工作委员会

**主　任：**王桂科

**副主任：**谭君铁　　徐庆锋

　　　　　杜传贵　　叶　河

**委　员：**张伟涛　　肖延兵

　　　　　应中伟　　朱文清

　　　　　丁春玲

# 《梁天照学术精华与临床应用》编委会

# 序

岭南中医又被称为"岭南医学"，是中医的学术流派之一。

岭南，首先是地理概念。《汉语大词典》谓："指五岭以南的地区，即广东、广西一带。"而对"五岭"则解释说："大庾岭、越城岭、骑田岭、萌渚岭、都庞岭的总称，位于江西、湖南、广东、广西四省之间，是长江与珠江流域的分水岭。"这样岭南的方位就很清晰了。

岭南这片土地上的许多文化都自成特色，过去就有"岭南派"一词，《汉语大词典》解释为"现代中国画流派之一"。这说明最早被认为自成一派的，首先见于画坛。不过随着岭南文化的发展，有越来越多领域都呈现出鲜明的特色。所以，后来人们将画学上的"岭南派"加上"画"字，称其为"岭南画派"，而其他领域方面的"岭南派"则有岭南琴派、岭南园林、岭南音乐……

岭南医学则是医学上的派别，主要指岭南地区的中医。"岭南医学"这一名称虽然出自现代，但它是对岭南中医发展的历史文化特色的总结，可以说其内涵是源远流长的。

从中国文化发源来看，中国文化的主流发源于中原一带。岭南文化源于中原文化，随着征战的军士、民族的迁徙传入岭南地区。中医药学就是和传统文化一道，从中原传入岭南的，并在岭南地区与当地的民俗相结合，形成了有本地特色的医学流派。

晋唐时期，岭南的中医学就已经体现出自身的特色。例如对地方性流行病研究有突出的成果。晋代有葛洪、支法存、仰道人等活跃于广东，记载了对蛊毒、沙虱热（恙虫病）、疟疾、丝虫、姜片虫等流行病的认识与治疗方药。唐代开始有《岭南脚气论》等多种以岭南为名的方书，后来宋代郑樵在《通志》中为唐以前医药文献划分门类，就专门划出一类叫"岭南方"，计有《岭南急要方》三卷，《南中四时摄生论》一卷，《南行方》三卷，《治岭南众疾经效方》一卷，

《广南摄生方》三卷，共五部十一卷。在《诸病源候论》《千金要方》《外台秘要》等综合医书中也多有关于岭南疾病的记载。由此可见，当时研究岭南的疾病与治疗已经发展成中医药学科的一个分支。

如果说唐以前的岭南医学偏于研究地方性疾病，那么在宋元明清时期，岭南医学则开始向两个方面全面发展。一是对地方性的疾病研究更加深入，二是开始进而探讨疾病背后的体质因素，指出岭南地理气候环境对人群体质的特定影响。重要标志是元代医家释继洪所撰《岭南卫生方》，集宋元医家治疗瘴病经验之大成，对主要指疟疾的瘴病在证治规律方面有更深入的认识。到了明清时期，中医的各个学派都传入岭南，岭南医药学家对河间、丹溪、伤寒、温病等流派理论在岭南的适用性进行了多方探讨，还系统地发掘整理了岭南草药的应用经验，将其充实到中药宝库之中。

清中期以后，随着十三行贸易的兴盛，广东经济愈来愈发达。医学方面随之人才辈出，儋州罗汝兰著《鼠疫汇编》，丰富了对急性传染病的诊治经验；晚清伤寒名家陈伯坛名扬海内外，著作《读过伤寒论》《读过金匮》为世所重；岭南骨伤世家梁氏、管氏等注重总结学术经验，撰写了多种讲义。同时岭南地区在对外开放交流中，得风气之先，引种牛痘的先驱邱熺，一门三代中西医汇通的陈定泰家族，以及"中西汇通四大家"之一的朱沛文等，均有较重要的学术影响。

到了现代，岭南的医药学家更加注意总结地方医药特色。邓铁涛教授在1986年中华医学会广东分会广东医史分会成立大会上，作了题为《略谈岭南医学之特点》的学术报告，提出了岭南医学的三个特点：①重视岭南地区的多发疾病；②重视岭南地区特产的药材和民间经验；③重视吸收新知。并提出这些特点是与岭南的地理、人文、环境密切关联的。随后，岭南中医各科的理论与临床研究不断发展。2006年广东省启动中医药强省建设，我省中医药界与出版界通力合作，组织编撰并出版了"岭南中医药文库"系列丛书，较全面地总结了岭南名医、名院、名科、名药等成就与贡献，产生了巨大反响。"岭南医学"这一名称，在国内中医学术界得到广泛认同。

　　岭南医学有何特色？其实，问题的答案就在"岭南"二字之中。关于学术流派，有不同的定义。所谓流，是支流；派，意味着派生。一般认为流派的形成以师承名家为起点，然后源流相继，派生支系，如此不绝。这其实是指以某一杰出人物为中心的单点播散式。而岭南医学，是整个岭南地区中医药群体共同探索的成果，呈现出多线式传播的特点。在岭南医学这一大的学术流派当中，有许多世家流派、专科流派，各有传承。像潮汕地区的"大娘巾"蔡氏女科，有400多年历史，至今已14代。佛山梁财信所创的梁氏伤科，传承至第6代。内科方面有国家大师邓铁涛的邓氏内科流派，针灸有现代"靳三针"流派，皮肤科有国医大师禤国维的岭南皮肤病流派，妇科还有罗元恺的罗氏妇科等，均享誉全国。

　　以上这些学科与流派是纵向式的线性传播，它们又共同置身于岭南地域环境之中，面对着同在岭南气候与风俗下生活的人群。中医自古以来就注意地理环境、气候与人的体质对疾病和医药的影响，提出了"因时制宜、因地制宜、因人制宜"的原则。唐代《千金要方》指出："凡用药，皆随土地所宜，江南岭表，其地暑湿，其人肌肤薄脆，腠理开疏，用药轻省，关中河北，土地刚燥，其人皮肤坚硬，腠理闭塞，用药重复。"因此在岭南中医各科的学术中，都存在人群特有性质、地区多发病证与常用地产药材等方面的特色内涵。这些如同横向的纬线，将纵向的各个学科与流派贯穿织成"岭南医学"这一幅大画卷。

　　由此可见，要想深入地阐明"岭南医学"，需要中医理论与临床紧密合作，各个专科专病各自深入总结，才能为宏观上的规律总结提供具体支撑。自"岭南中医药文库"出版以来，岭南中医药界在理论探讨与临床总结方面又取得了不少新进展。为了进一步总结发展中的岭南医学，我们又策划了"岭南中医药精华书系"，采用开放式系列架构，首批书目规划为80个品种，分为名医卷、世家卷、技法卷、名药卷、名方卷、典籍卷、民族医药卷和港澳卷八大系列：

　　名医卷：旨在对广东、广西和海南三省区获"国医大师"称号及获批建设

"全国名老中医传承工作室"的中医专家，以及部分省级名老中医的学术经验进行总结，成规模展示岭南当代名医的群体水平。

世家卷：以族群记录方式挖掘和整理岭南传承四代以上、特色鲜明，且有代表性传承人的中医世家的传承文化和研究成果，展示世家的临床秘验精华，具有存亡接续的重要意义，填补岭南中医药和文化研究中以往忽视的空白。

技法卷：系统展示入选国家级、省级和市级非物质文化遗产名录的中医药技法项目，以及入选国家中医药管理局"中医适宜技术推广项目"的岭南中医绝技绝学，突出展现岭南中医药技术水平亮点和中医药文化传承成果。

名药卷：系统总结岭南传统"十大广药""四大南药"的历史源流、品种分类、性状鉴别、规范化生产技术、临床功效和古今医家应用经验等，全方位展现名药的文化内涵和实用价值，树立岭南优质中药的品牌形象。

名方卷：着眼于名方传世，注重名方临床实用价值，汇集有确证来源的历代岭南经典名方，同时注重对近现代岭南著名医家名方的搜集和整理。全系列以疾病系统为纲，首次对岭南古今名方的组成、功效、方解和临床应用进行系统展示。

典籍卷：遴选岭南古医籍中在全国影响较大、流传广远的品种，精选古籍善本、孤本，采用校注加研究集成的方式出版，是首次对岭南珍本古医籍的系统整理和挖掘，力求系统展示原味的岭南中医诊疗方法和理论，对丰富中医药从业者治疗手段、提高诊疗水平具有良好的借鉴作用。

民族医药卷：几千年来，岭南各族人民在共同创造具有地域特色的岭南文化的同时，也丰富和发展出具有本民族特色的医药文化，现已有不少民族医药技法列入岭南地区省、市级非物质文化遗产。本系列对岭南地区瑶族、壮族、黎族、侗族、苗族、京族等各民族医药进行梳理，填补岭南传统医药研究空白。

港澳卷：港澳地区南北交流，中西汇聚，其中医药屡得风气之先，一方面继承着鲜明的岭南中医特点，另一方面又表现出广纳中原和西方医学新知的交融特性，尤其是近代以来活跃着一代代特色鲜明的名医和世家名门，本项目首次将目光聚焦港澳中医药，以点带面展示港澳中医药临床和研究水平。

本丛书的策划，是在更大范围和更深层次上对岭南传统医药学术的一次新总结。相信本丛书的出版，将使岭南医学这一富有特色的我国地域中医学术流派的理论内涵更加充实，在理论和临床上进一步发扬光大。

邓铁涛

（国医大师，广州中医药大学
终身教授，博士生导师）

2018年10月

# 前言

　　岭南名医梁天照（1906—1981）生于清朝末年，自民国时期至中华人民共和国成立后行医于广州西关，在中医内、外、妇、儿各科皆有较深造诣，名噪一时，位列"西关名医三梁"（梁天照、梁端齐、梁俱天）之首。梁天照于1956年调入广州市第二人民医院工作，为该院中医科负责人，曾任广州市政协荔湾区委员，广州中医学会第三届理事会副理事长，1978年12月被广东省人民政府授予"广东省名老中医"称号。梁天照先生生前诊务繁忙，工作认真负责，任劳任怨，心系中医事业，诊务之余还致力于培养中医事业后继人才，为继承和发扬中医药学作出了切实贡献。

　　本书乃根据梁天照先生生前著述手稿以及梁天照先生门人和弟子笔记整理而成。书中内容尽量尊重并保留梁天照先生手稿风貌，只是对一些因地方口音差异而与药典中书写有出入的中药名称略做调整，如福花改为旋覆花，鱼古改为海螵蛸，玉桂改称为肉桂，素兴花改为素馨花，故纸改为补骨脂等。某些中药名地方简称则根据药典改为全称，如北胡改为北柴胡，银胡改为银柴胡，胆草改为龙胆草，冬桑改为冬桑叶，荆子改为蔓荆子，牛子改为牛蒡子，茜根改为茜草根，尖槟改为尖槟榔，桑白改为桑白皮，腹皮改为大腹皮，枣仁改为酸枣仁，冬花改为款冬花等。至于某些超现代药典用量的处方用药，属梁天照先生的独到用药经验，故尊重历史真实情况给予保留，如治疗破伤风用羚羊角30克（另煎）、牛黄6克（冲服），麻疹用西红花30克（焗服），声音嘶哑用木蝴蝶30克、蝉蜕30克，肾炎水肿用肉桂30克，痰饮水肿用细辛30克，半身不遂用全蝎30克，膀胱炎用血竭末30克

（冲服）等。本书部分方中包含有麝香、穿山甲、羚羊角、犀角、象牙、蛇等涉及国家保护动物的药材，为尊重梁天照处方原貌，未作删除，请读者依法替换鉴别使用。

梁天照先生生前活人无数，声名远扬，临证实战经验丰富，可惜目前仅能收集到梁天照手稿笔录医案十四则，其丰富经验仅能窥其一斑，引为遗憾。

编者

2020年10月

# 目 录 |

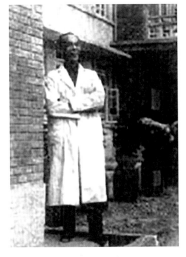

梁天照（1906—1981）

岭南名医梁天照（1906—1981）生于清朝末年，广东顺庆县人。青少年时代就读于佛山和广州的私塾中学，中学毕业后考入广东中医药专门学校学习。毕业后，于1936年始悬壶于佛山市太平沙，1946年在广州市西关龙津路开设诊室，名噪一时。梁天照治病认真细致，疗效显著，深受病家信任。诊余之暇，喜爱诗词及书法等艺术。

## 一、乐业奉献

梁天照，于1956年调入广州市第二人民医院工作，为该院中医科负责人，曾任广州市政协荔湾区委员，中华全国中医学会广州分会组织干事、学术干事、妇科学部委员；中华全国中医学会广州分会副理事长、中华全国中医学会广东分会理事等职，兼任广州中医药研究委员会委员，中医考试分会委员，广州中医业余讲师团讲师，广州医学院中医教研组讲师，广州医学院学术编辑委员会委员及广州历代名医整理小组成员，广东省子宫脱垂防治组成员等。1978年9月被推选为广州中医学会第三届理事会副理事长。1978年12月被广东省人民政府授予广东省名老中医称号。

## 二、大医精诚

梁天照医德高尚，主张医德医术两者不可偏废。梁天照一生谦虚、好学，绩学靡倦，行医后久享盛名，从不骄傲自负，医德高尚，治学态度良好，不说人短，不攻同道，竭诚为患者服务。很多时候，病房抢救危重症患者，他随叫随到，白天如此，晚上亦如此。星期天有时回院诊治患者后才放心休息。对患者服务态度好，从来不发脾气，并耐心向患者解释。他在学生的临床手记上批语："患者性情易激动，特别久病为甚，当日邝某某之态度，确实无理取闹，然为医者，应多体谅。"梁天照对患者态度诚恳，从未辱骂患者，深得患者及其家属赞许。同时，梁天照对患者的治疗用方，总是深思熟虑，从不作出轻率的处理，使我们深获教益。

梁天照工作认真负责、任劳任怨，晚年更加意气风发、老当益壮，为继承和发扬中医药学、培养中医人才作出了很大的贡献。梁天照不幸于1981年4月27日患脑栓塞逝世，卒年75岁。

# 第一章 术业精粹

# 第一节　学术渊源

　　梁天照清朝末年（1906年）生于广东顺庆县，青少年时代就读佛山和广州的私塾中学，中学毕业后考入广东中医专科学校学习。毕业后，1936年始悬壶于佛山市太平沙，1946年在广州市西关龙津路开设诊室。梁天照生本好学，以《内经》《难经》《伤寒论》《金匮要略》《千金方》《温病条辨》等古典医籍为基础，参以《圣惠方》《济生方》《景岳全书》以及金、元、明、清的论著为辅，并吸收现代医学理论来阐述和补充中医药学的内容。强调"四诊合参，辨证为重"，主张古方"套用要活，化裁要灵"。梁天照医德高尚，主张医者有道有术，临证注重四诊合参，善治内外妇儿杂病，尤为擅长治疗内科疾病及妇科疾病。

　　梁天照名噪一时，治病认真细致，疗效显著，深受病家信任，于1956年调入广州市第二人民医院工作，为该院中医科负责人。

# 第二节　治学思想

## 一、强调博览与精读并重

　　梁天照的治学方法严谨，讲求博览、重典、精读，认为医学知识浩瀚，非博览不足以广见闻、非重典不能提纲挈领、非精读不能灵活运用。在活学过程中，由博而重，由重而精，由精而用，于此活学，长期不懈，其医学功夫才能炉火纯青。梁天照要求其弟子首先必须要熟读中医经典著作，例如《内经》《伤寒论》《温病条辨》《景岳全书》《千金方》等，在此基础上结合临床，精读临床相关病例的书籍。梁天照主张吸收新知识，发扬古训，吸取各家学说之长，化弃自己之短。反对各学派之偏见和医伐思想，主张以临床为基础，疗效为标志，探其规律，充裕理论，创建自己的学术观点。

## 二、强调背诵和理解相结合

　　梁天照对古典医籍强调重点背诵，全面了解。背诵是为了继承，没有基础就谈不上整理和发扬。所谓了解，就是在原著的基础上加以批判和继承。如果只重背诵容易造成呆滞不化，若在重点背诵的基础上加以全面的了解，则可融会贯通，自然能够灵活运用，推动学术进步和发展。梁天照对学生考试的命题也总是灌输这个治学主张，如：《伤寒论》的承气汤证与《温病条辨》的承气证有何异同？这样的命题，既注意到古典医籍的背诵，又重理解，对培养高质量的中医接班人才是必要的。

## 三、医德高尚，着眼服务患者

梁天照一生谦虚好学，绩学靡倦，行医后享负盛名，从不骄矜自负。医德高尚，治病态度良好，不说人短，不攻同道，热忱为患者服务，正是梁天照治学思想的基础。很多时候，病房抢救危重症患者，他随叫随到，白天如此，晚上也是如此。星期天也回院诊视患者才放心休息，对患者服务态度好，并耐心向患者解释，他在学生的临床手记上批语道："患者性情易激动，特别久病为甚。当日邝某某的态度，确属无理取闹，然为医者，应多体谅。"梁天照对患者如亲人，从不指责患者，深得患者赞许。当时有位外科医师，患有胃溃疡病，不肯接受手术治疗，而求治于梁天照，梁天照为他诊治后，对学生们说："外科医师患有胃溃疡而求刀下留情，望彼对其他患者像对自己一样，流血自减。"梁天照对患者的治疗处方，总是深思熟虑，从不轻率处理，他的言传身教使学生们受益不少。

# 第三节　临床思维

## 一、强调实践与理论相结合

梁天照注重理论联系实践，提高中医学术，主张实事求是。梁天照常说："我们不能闭门造车，自以为是，就是自己已获得学术理论新观点时，必须通过实践而证实效果。"1958年，广州市曾出现流感流行，梁天照竭力搜罗古今医籍，细心琢磨，根据岭南地理气候特点，拟定出治疗方剂——"青银汤"供同志们参考，而他自己在治疗过程中，按照原定方案施治，做到胸有成竹，而无暗中摸索之苦，治疗效果很好，深得同道称赞。1965年广州市再度流感流行，梁天照带领学徒们再次应用"青银汤"，共施治500余例，效果显著。梁天照强调所创方剂的指导理论要准确可靠，必须经过临床实践的实际考验。梁天照治学不仅严己，教导学生也是如此，他提出医学这门科学，既不能离开书本，也不能光靠书本，还要结合别人和自己的临床经验，要书本和临床实践相结合。

## 二、强调辨证精当是治疑难病症关键

梁天照在临证时，能将错综复杂的病症，运用各种方法加以综合分析，审证求因，务求辨证精确，故而很多疑难的病例都能达到满意的治疗效果。他在指导学生诊治较疑难的病例后，总是要求学生写出临床心得。梁天照在学生的手记中批语："患者真实可靠的资料+（医生丰富经验进行分析的）理论根据=正确诊断和治疗。诊断和治疗的相互关系，于此可见。"梁天照的学生在临床中体会到，对疑难病例的治疗，按照上述的"梁氏公式"进行辨证和施治，可以起到删繁就简的作用，从而提高临床疗效。可见"梁氏公式"对指导临证有很好的参考价值。

梁天照认为"论中医治病，关键在辨证，准确与否，直接影响患者安危。处方本根据人证而定，原则上，寒病热治，热病寒治，乃不易准确。若谬在人证欠准，误实为虚，以热作寒，一人之差，错投补药，遂构成疾病凶险，易铸成大错。"梁天照治疗咳嗽、胃痛、泄泻等病证，临证验方超10首；在岭南湿地治疗妇科疾病，却喜用当归，秉承古人"女子以血为主，以血为用""女子气有余而血不足"的思想，可见其经验丰富及辨证的精准。

## 三、主张中西医合璧

近代西方医学进入中国，对中医药学的发展产生了极大冲击，医学界对中医药学的发展前途、中医药学与近代西方医学的关系有着极其不同的主张与见解。梁天照在学术上无中西医的门户之见，大力提倡中西医学相结合，互相取长补短。梁天照在临床工作中，认为国家中医药事业要能有所突破，就必须充分利用西医的科学技术来武装自己，以中医学知识为主体，兼顾学习西医知识，遂使中医能不断地得到充实、完善和提高。主张中医辨证的同时参考西医学的诊断。在施治时，以实效为依据，取得实效之后，再研究其理论机制。梁天照谦虚好学，面对西医中不懂的问题，不耻下问，常向西医师、护士请教。团结协作，积极促进中西医学结合，以期能相互扬长补短，熔中西医于一炉，定出中西医结合的治疗方案，抢救危重症患者，共同为人民健康谋福利。

梁天照在广州市第二人民医院行医时，常常与同道一起讨论各种疑难病案。凡遇疑难杂症，不时邀请西医一起探讨，与著名妇科专家梁毅文有过十分良好的合作，中西医结合使用"济生肾气丸治疗产后小便不通""补中益气汤治疗子宫脱垂"，疗效均显著。梁天照以一种开明的态度来接受新知识，不守旧，不自封，在不同学科之间截长补短，并借此拓宽自身临证思路，这种虚怀若谷的精神与观念仍值得医者学习与借鉴！

## 四、诊治疾病时十分强调"脾胃是后天之本"的重要性

梁天照临证六十余载，精研中医经典古籍及各医学大家论著，师古而不泥于古，重古而不非今，古今结合创新方。他临证经验丰富，每遇一病，总是大量搜集有关文献资料、古典医籍，再结合自己的见解，加减配伍成方，予以施治。临证中尤为强调"脾胃是后天之本"的重要性。脾胃为人体气机升降之枢纽，脾主升，把水谷精微之气上输于心肺，流布、灌溉周身；胃主降，能受纳水谷，并使糟粕从下而出。升降相宜，相得益彰，使人体气机生生不息。因此，其临证常常注重调理脾胃。特别是岭南地区，人体容易受湿热之邪，致脾胃升降功能失调。因此，梁天照在临床上，无论治疗外感或内伤杂病，一方面用药兼顾脾胃功能；另一方面用药皆中病即止，从不过剂，以免损伤脾胃。毕竟脾胃一伤，百病交作矣！

## 五、在妇科疾病中重视气血，认为"以血为用"是治疗妇科疾病的总纲

梁天照秉承《妇人大全良方》云："夫人之生以气血为本，人之病，未有其不先伤其气血者……气血者，人之神也，然妇人以血为基本，则血气宣行，其神自清，月水如期，血凝成孕。"因妇人月经、胎孕、产育、哺乳期都以血为用，同时又易于耗损阴血，使机体处于血分不足、气分偏盛的状态。故妇科病的病因大多是劳伤气血阴阳，感受外邪；病机或为气血逆乱，月水不循常道，或为五脏不能相生，生化之源耗竭，或为荣血亏损、冲任失养和肝气郁结。因此在月经过

多或过少、崩漏、闭经、不孕症等妇科疾患的治疗中要注重补气养血，常以四物汤为基础方进行加减。其弟子陈炯抗师承梁天照"妇人以血为用"的思想，创立了"四物汤加艾叶的五物方进行加减的周期疗法"。在养血调经方面，提出了"三阶段养血调经种子论"，根据患者月经周期进行调经种子。第一周期为卵泡发育期，此期月经过后，血海空虚，冲任缺损，以大补气血、养阴调经为主，即养血调经促进卵泡生长，以五物方加黄芪、天冬、麦冬、金樱子、五味子为主；第二周期为排卵前期及排卵期，此期经血由空虚到渐满，以养血疏肝化瘀为法，因卵子成熟，需活血化瘀推动卵子排出，以五物方加莪术、丹参、牡丹皮、黄柏、知母、柴胡为主；第三周期为黄体期，此期经血满溢，以养血壮阳为主，以五物方加巴戟天、淫羊藿、桂枝、锁阳、补骨脂为主。以2个月为1个疗程，一般坚持治疗3～6个疗程可获佳效。

## 六、用药轻灵，彰显医术

梁天照用药不拘一格，用药不在名贵而在管用，不在繁杂而在有益，常常能出奇制胜，但用药轻灵是他一贯的原则。用药轻灵：①处方用药时，慎之又慎，要再三斟酌，但绝不是简单地越少越好，要精通医理药性，使治疗适应证候，药效能尽力发挥出来用药轻灵的前提就是辨证施治。辨证之后要非常重视立法。所谓立法，就是要求理、法、方、药丝丝入扣。②处方用药时，贵在法度，不但诊病要合法度，而且药物配伍与药量的调剂更应注重法度。从治疗上，药物并无贵贱之分，宜大黄者，用人参则犯"实实"之误，宜人参者，用大黄则犯"虚虚"之戒。治病养生应遵循《黄帝内经》"大毒治病，十去其六，常毒治病，十去其七，小毒治病，十去其八，无毒治病，十去其九，谷肉果菜，食养尽之，无使过之，伤其正也"的道理。因此梁天照选药不用苦寒、刚燥、滋腻之品，药量偏小，适当时用食疗方法，颇具中和之至，可见其医术精湛。

# 第四节 对中医教育的贡献

梁天照毕生奉献于中医教育事业的发展，培养中医人才。梁天照担任广州中医业余讲师团讲师，广州医学院中医教研组讲师，以"有一分热发一分光，愿肩挑担子，培养新生力量，为中医后继有人而尽力，为继承发扬中医药学作出应有贡献"为座右铭。常常在炎热的岭南地区讲授学术思想，不辞劳苦，培养新生。梁天照在其一医话中写道："讲，已成习惯，热，挥扇自凉；汗，拭之爽快。但因讲、热、汗三者引起之渴，无水饮，则至难堪！幸予学得反'渴'有术，舌抵上腭，口出津津，不为所困。"可充分看出其对中医教育事业的贡献。

梁天照除了热心推动教育事业外，对提携后进，培养后学，亦不遗余力，担任广州医学院学术编辑委员会委员及广州历代名医整理小组成员，中医考试分会委员等。

梁天照

学术精华与临床应用

# 第二章 临证一得

# 第一节　小儿麻疹治验

麻疹为小儿常见的疾病，传染力甚强，流行迅速，绝大多数儿童易受传染，发病率与出生率成正比。若仅患麻疹而不并发其他疾病，一般只觉不适数天，便可安然度过，倘再加感染，发生并病，问题就严重得多，同时，也给家长们增加了不少麻烦。因此，小儿患麻疹应该怎样处理才恰当，这是负有养育小孩责任的家长们必须要关心的课题。麻疹从起病到痊愈，有一定的规律。其病程可分为五期，每期临床表现各有不同，先了解清楚，对以后应该怎样处理，不至心中无数。

## 1. 潜伏期

大多在7～12天，无何特殊，只见不大思食，非若平时活泼，间有夜啼，睡眠不宁。

## 2. 发热期

初起热度中等，眼眶湿润，头重，鼻流涕，打喷嚏，轻咳，肤色隐红，翻起内眼睑，见微血管充血，色鲜红，喉镜有"科氏斑"，但很快消失，稍不注意，就看不到，食欲减退，本期持续约1～2天。

## 3. 麻出期

先见于面部，耳部有疏落小红麻点，继而腹背、四肢、最后"心窝"、手心、足底遍发，这时麻疹基本出齐，麻出最密，热亦最高，厌食、咳，口渴，尿短少，大便硬或烂，色如酱油，俗称"麻漏"，舌质赤，苔黄或干或浊腻，本期持续约2～3天。

**4. 麻收期**

体温逐渐下降，麻色由鲜红转淡红，思食，渴减，咳少，精神较佳，本期2天左右。

**5. 恢复期**

热退，麻收，遍身遗留麻痕，这些麻痕需要15～30天消失，胃口增，无特殊不适。

以上所说天数不是一成不变，仅供参考。此外，麻疹经常可见顺疹和逆疹两种不同情况。

顺疹，由发热而麻收，体温中等，咳不甚，神清，麻点不大不小，色鲜润，疏密普通均匀，饮食尚可，口中和，睡眠较好，二便畅通，无合并感染，约5～7天恢复健康。

逆疹，高热，表情呆滞、乱语、麻点大小不等，疏密分布不均，色瘀红、面色青、麻出1天后即收，或热退旋又，手足轻度震颤，甚者抽搐，状惊恐，作渴，厌食，口腔溃烂，咳不爽，呼吸促，鼻翼煽动或水样泄泻，尿短黄等。导致逆疹原因，可能与护理、预防、饮食、治疗各方面照顾未尽妥善有关。可以预言，如处理得当，顺麻会更顺，即使逆麻亦可减轻，因而提出如下几点处理意见：

**1. 慎护理**

（1）发热期和麻出期，衣服不宜穿得过厚，束带要宽松，因麻疹为热性病之一，热从内发，穿衣过多，体温不易向外扩散，反会内传，形成内热，易生并病。麻收期和恢复期，经过数天出麻，加上药物削伐，体质已虚，抵抗力减弱，一般外来致病因素，多在这个时期乘虚而入，虽然热退，仍须适当加衣保暖，预防受凉新感。

（2）眼、耳、口、鼻几个器官，受污染的机会较多，要适时清洁。如眼红目赤，以菊花煎水洗，可免结膜发炎。鼻多浊涕阻塞，肺气不宣，势必张口呼吸，容易引起喉部及呼吸道疾患，要及时清除。患儿夜啼，泪水亦流入耳孔，若不拭干，会使耳道发炎。口腔溃疡和其他喉疾，多因口腔不洁引起，可用金银花、甘草煎水漱口或以棉签蘸湿擦拭，能减少感染。肛门为藏垢纳污之所，每次便后，当须洁净，麻出最高峰时，体温增加，热气蒸发，皮肤发痒难受，亦可用甘草、金银花加生黄皮叶煎水沐浴，可以止痒解毒。

（3）居处要求空气流通，地方通爽，阳光充足，环境清洁，重视扑灭"四害"，尽量减少传染媒介，确保患儿健康。

**2. 防感染**

（1）严格隔离，不要接近有传染性的患者。

（2）出入要戴口罩，防止不洁的空气从呼吸道传染。

（3）尽可能不到公共场所，这些地方人众拥挤，空气湿浊，不利于患儿的健康。

（4）一切衣服、茶杯、碗筷、毛巾、面盆等日常用具，要求严格消毒。

**3. 调饮食**

（1）发热和麻出初期，饮红萝卜芫荽水作清凉饮料以助麻疹透出，及时补充发热导致的维生素消耗，竹沥荸荠水亦可，但有腹泻者则不宜。

（2）麻出最密时，饮西红花水或紫草水，有解麻毒作用。

（3）麻收后，饮腊梅花水；或用膨鱼鱼鳃煮粥食；或用蚕1条捣烂加盐少许，隔水炖2小时取汁饮；或用玉芙蓉花捣烂取汁加蜜糖炖饮。以上几种，均可解余毒未净。

（4）恢复期，第1～2天，先用鸡肾或鸭肾煲汤佐膳，既不腻滞又可助胃，消化后乃渐增肉类营养。

（5）患儿如在哺乳期，乳母要忌食公鸡、鲜鱼、鹅肉，因这些性味带燥，对乳儿有碍。

（6）发热期和麻出期，常见胃纳较差或不欲食，俗称"饱麻"，不必强之佐食，免增胃肠消化负担，然要维持一定的营养，可给有味稀粥、牛奶、麦片、水果等替代。

### 4. 重辨证

具体治疗措施，可在医生指导下进行，下面介绍与治疗有关的一些问题，供参考：

（1）本病有一定的季节性，发病前期的临床表现，大多数类似外感发热，唯麻疹之热，非药可解（包括中西药），要麻出完毕，热才渐渐下降，此乃正常现象。而已出疹齐，热反增高，是为反常，必是另有新感或并病，处理就有所不同。若在麻疹流行期，小儿出现发热，应考虑是否出麻疹，果属出麻疹，如何治疗，该请教有经验医生，这里不再介绍药方，恐运用失当，效果就不一样。值得注意的是：勿以疗病数天发热不退，过早用苦寒药降温，非但热不退，且会抑制麻疹透出，转而热向内陷，麻毒困里，反遗后患。

（2）已经确诊而麻之未出不透，用青蒿、感冒草、芫荽煎水六碗加米酒一两和匀待至和暖时沐浴，可助麻出，甚效。

（3）如发生并病，如肺炎、白喉、痢疾等，病情必然加重，且有危险，宜入院治疗。

凡属顺疹，不一定要服很多凉药，只要适当喝一些清凉饮料，注意预防，饮食和护理便可，当然必要时还须重视治疗。

# 第二节　白血病治验

生血益髓汤、蚕公酒专治血液病，特为各种白血病而新订。四年多来，41例住院白血病患者，其中26例用新订方结合西医化疗，临床实践观察，比过去单纯用西药或中药，疗效有进一步提高。生血益髓汤、蚕公酒起支持化疗、减少输血、提高缓解率、延长生存期、减少患者经济负担等积极作用，给白血病治疗带来了新的希望。

上方除治白血病外，还可治再生障碍性贫血，手术、大病、久病、外伤及产后等引起的贫血。不仅如此，对性功能减退、神经衰弱、哮喘等病，也有良好效果。

## 一、生血益髓汤

### 1. 组成

黄芪15克，党参15克，熟地黄15克，当归15克，枸杞9克，何首乌12克，黄精12克，鸡血藤30克，补骨脂30克，骨碎补30克，怀山药15克，谷芽15克，麦芽15克。

### 2. 适应证

面色㿠白，声低懒言，神倦乏力，气促，头晕目眩，畏寒肢冷，纳呆，身体各部或有出血点、或衄，大便溏烂，尿清，舌质淡白，苔白或无苔，脉细或虚数。

### 3. 服法

用水五碗满煎至一碗服，即日或隔日复渣再煎服。

### 4. 禁忌

凡有发热，咳嗽，消化不良，口干苦，渴饮，大便秘结或溏等暂停服。

## 二、蚕公酒

### 1. 药物组成

黄芪、党参、黄精、熟地黄、当归、何首乌、枸杞、骨碎补、巴戟天、丹参、大枣以上各450克，蚕公（即雄蚕）750克，龙眼肉960克，紫河车1千克，体积分数50%米酒50千克。

### 2. 适应证

与生血益髓汤同（见上）。

### 3. 服法

每日服3次，每次5～10毫升，饭后服。

### 4. 禁忌

发热，咳嗽，口干苦暂停服。

### 5. 浸法

（1）先将生蚕公放在热锅内炒至米黄色，去翅足，候冷，将经过挑选干净各药，及洗净烘干之紫河车放在瓦盆内，用体积分数50%米酒将药浸过面，每天从底到面捣匀一次，共浸7天；

（2）将已浸之药，原盆放锅内隔水炖3小时；

（3）炖好药后，待完全冷却，再加体积分数50%米酒100升放在瓦罐密封同浸，半年后取用。

## 三、疗效介绍

【案一】

黄某某，男，29岁，公社社员。

1975年8月11日第一次入院，血液检查血红蛋白25克/升，红细胞$0.7×10^{12}$/升，白细胞$31×10^9$/升，分类中性粒细胞占比49%，幼粒细胞占比40%，诊断为急性粒细胞白血病。西医先后用三尖杉酯碱COAP方案治疗及输红细胞共2 550毫升。由于化疗药物副作用大，疗程未完，全身体力已明显不支，乃服生血益髓汤，饮蚕公酒，以扶正补虚，增强抗体，从而坚持顺利完成化疗，血液复检，白细胞$57×10^9$/升，分类正常，红细胞$4.42×10^{12}$/升，血红蛋白120克/升，血小板$150×10^9$/升，取得完全缓解出院。

1976年10月4日再复发入院，给用多种化疗，血红蛋白45克/升，治疗效果不好，共输红细胞7个单位，加强中药支持疗法，服生血益髓汤、蚕公酒，住院198天，死于脑膜白血病，死前血红蛋白105克/升，白细胞$29×10^9$/升，幼稚细胞21%，血小板$9.25×10^9$/升。

【案二】

吴某某，男，52岁，工人。

1978年8月2日入院，经骨髓检查，X线片确诊为多发性骨髓瘤，当时血液检查，红细胞$1.96×10^{12}$/升，血红蛋白42克/升，白细胞$32×10^9$/升，分类正常，血小板$11.2×10^9$/升，西医用环磷酰胺治疗，中医用生血益髓汤、蚕公酒。出院时血液复检红细胞$4.15×10^{12}$/升，血红蛋白115克/升，白细胞$34×10^9$/升，分类正常，血小板$76×10^9$/升。

【案三】

梁某某，男，30岁，工人。

患者再生障碍性贫血4年以上，经西药治疗，血红蛋白维持在70克/升左右，已半年余，从1975年起加饮蚕公酒治疗，经两年多观察，病已完全控制，无临床症状表现，血红蛋白90克/升以上，恢复正常工作。

## 【案四】

麦某，男，35岁，工人。

结婚多年，患阳痿，性生活不满意，男女双方感情淡薄，精神苦闷。经中西医治疗，效果不佳，服生血益髓汤、饮蚕公酒，3个月后，性功能恢复正常。

## 【案五】

谭某某，女，38岁，工人。

患严重哮喘多年，半丧失劳动力。1976年5月起，每天饮蚕公酒3次，每次5毫升，共饮1 000毫升，哮喘基本控制，恢复日常工作，两年来观察，疗效满意。

生血益髓汤方解：

白血病是恶性肿瘤之一，西医用化学药物治疗，目的是抑制白细胞恶性增生，岂知连健康的白细胞也被杀伤，从而引起严重贫血。在此情况下，西医寄托用输血维持，但血源受限制，未必有求必应。至于中医治法，用以往之四物汤、八珍汤、归脾汤等一般补血成方，效果不够理想，因白血病的病情相当复杂，变化多端，害及多个脏器。故有必要另订新方，全面照顾，才可望获得此比较满意效果。兹将方意及药效分析，重点论述。本方由五种疗效不同的十三味药组成：①补气；②生血补血；③滋阴补血；④补肾补骨；⑤健理脾胃等药。

（1）黄芪补气走表，党参补气固中，合而用之，功能气充表里，贯达四肢，起促进血液循环作用，故有气为血帅之称。

（2）当归生血、补血、活血，治疗各种血虚失血。如需生血补血则用当归头，欲破血则用当归尾，若补血则用全当归，一药三用，为其特性，是血液病中首选药物。鸡血藤性味主治大致近似当归，而当归比较全面，但舒筋活络、通利关节，鸡血藤则比当归为优。

（3）熟地黄、枸杞、何首乌、黄精四味，补血有余，然性偏滋滞，守而不走，活血不足，唯滋阴益髓，较当归稍胜一筹。

（4）骨碎补与补骨脂，均为补骨补肾药。骨碎补去骨中毒气，治折伤，活血止痛；补骨脂益肾阳，疗骨髓伤败。

（5）怀山药性甘平，不寒不燥，对脾胃虚弱，神疲体倦，泻痢，遗精，盗汗者甚佳。谷芽、麦芽同可健胃消食，区别在谷芽性味甘温，养胃健脾，麦芽性味甘咸微寒，除饱闷化积而已。

方名生血益髓。关于生血尚易理解，然则益髓之意如何？中医学理论说："肾主骨，骨生髓，髓生精，精化为血"，因知血液之生成，是与肾、与骨有关，正符合现代医学所说，血液来源于骨髓。方中选用骨碎补、补骨脂，用作补骨补肾，以保证骨髓造血功能正常，防其坏变，因此谓"益髓"。

全方补血药中，有四味药性比较滋滞，久服可能加重脾胃负担，导致消化不良。诚如是，即使上等补品，也会妨碍吸收，反而发挥不到应有作用，缘是之故，特加怀山药、谷芽、麦芽等以化其滞，既可防止消化不良，还可发挥健理脾胃之效。所以绝大多数患者，连服数十帖，亦不觉其影响吸收。

蚕公酒方解：

中医传统用药酒治疗顽恶或慢性疾患，取得预期疗效者，不可胜数，蚕公酒中半数药品与生血益髓汤同，兹将所不同者补充解释，余见前。

（1）蚕公与巴戟天。蚕公，其成分蛋白质占90%以上，富含调节人体功能的激素；巴戟天性味甘辛微温，两者均补骨壮阳，益精生髓，治阳痿、早泄、遗精。

（2）丹参药效有两面性，配补药能生血补血，配凉药能凉血破血，故曰：一味丹参，功兼四物。

（3）龙眼肉与大枣俱为果品，龙眼肉养心脾，大补阴血；大枣和胃健脾，益气补中，同治血虚怔忡、心悸。

（4）紫河车效能大补气血，可疗一切虚损。

全方蚕公药量最重，其蛋白溶解于酒，使刺激性强的体积分数为50%的米酒变成富有营养价值的补品。紫河车系血肉有情之品，作用之大，远非一般山川草木药物所可望及，实乃特级有效补药。龙眼肉与大枣味甜，含多糖和维生素，可减轻酒性之烈，米酒性擅行走，饮后可使血管扩张，精神振奋，增加热能，并刺激脏腑，加强抗体，与药同浸，行药势，使药力更强。

蚕公酒治病优点有三：①用量不多，服用简便，收效可靠；②节省药物，减轻经济负担，不须费时煎药；③可以久存，不易变质，随时可用。

上述新订两方，主要起培元固本作用，有预防因化疗而引起全身体力迅速下降的效力。当然，仅是很初步的成果，今后还须继续努力，以期更臻完善。

# 第三节　输尿管结石治验

## 一、病历概述

予于1973年12月21日黎明前，始觉右下腹痛，小便尿管刺激，伴呕吐一次。余无不适，至午饭后隐痛，晚饭后痛渐增，随之剧痛，坐卧不安，夜7时30分急诊。

西医检查：腹软，右侧输尿管行经处有压痛、反跳痛，曾用颅痛定、阿托品、葡萄糖、四环素。

翌日第一次拍腹平片，未肯定有不透光X线阳性结石影，自后经常有不同程度的右肾区痛，痛时向右下腹放射，每验小便，均存在蛋白、红细胞、脓球+－+++。

1974年5月22日，住院10天，出院诊断：血尿待查，右输尿管轻度扩张，肾轻度下垂，未发现癌细胞。

1974年8月拍腹平片显示，在相当于第3腰椎横突基段下方，有约1厘米×0.5厘米大小暗影。结合临床病史，为右输尿管上段结石。病起于8月，至此，才得以确诊。

延至9月底，除血尿及右肾区痛外，兼有头晕、心慌、疲倦，服中药黄芪、党参、金钱草、杜仲、钟乳石、牛膝、香附等为主，症状比较稳定。

10月，一月之内，因剧痛急诊2次，并拍片，显示尿管结石已下移至坐骨棘上段平面。以后中药加电针治疗，11月拍片结果与10月相差无几。

11月30日患肺炎两周，病后疲倦、乏力、心慌、气促，乃不用中药排石，转服德国"消石素"两瓶。

1975年3月25日，拍片与上一次相比，结石下移0.7厘米。6月中旬，再服"消石素"两瓶。7月拍片所见，与3月拍片结果对比，该石不是顺次而降，反向上移3厘米，出乎意料，令人大失所望。

7月下旬至8月中旬，以黄芪30克、党参15克、车前草30克、芦根30克、巴戟天15克、狗脊15克、石韦30克、金银花15克，共18剂，以补气、固肾、排石利尿。

8月23日，二便频意，日夜竟达30余次。量不多，尿管刺痛，肛门灼热感，此为湿热下迫，膀胱不利，用鸡蛋花12克、木棉花12克、金银花12克、槐花9克、怀山药30克、通草9克、滑石24克，煎服3剂，小便明显改善。

8月27日至9月4日，每天用黄芪30克、火炭母30克、金钱草30克、木棉花15克、金银花15克，煎成两大碗分次服用。

9月5日零时始觉右肾区隐隐作痛，渐次加剧，随即尿频急，20分钟左右一次，下半夜竟不能眠。晨5时，结石已下移至尿道口，欲出不能，阴茎膨胀，小便不通，只见血水点滴流出，痛楚难忍，汗珠直冒。历5～6小时的创伤，体力消耗甚，头晕、心慌，相继出现，刺痛越来越紧，势难持久。即倍用黄芪与药同煎顿服，药后未几，水量充足，气力渐增，乃掌握时机，忍痛如厕排尿，果然欲随心愿，终于一举把1.2厘米×0.7厘米锯齿状长圆形之结石一冲而出，跟着不少血尿顺流而下。病即爽然消失，时正1975年9月5日早晨6时30分。

## 二、讨论

肾、输尿管、膀胱、尿道结石，实泌尿系统常见疾病，得病后恒见腰痛血尿，尿频急、尿痛发热等症状，给身体健康和工作带来很大影响。既然患结石有些问题，患者能预先了解和注意，则对今后的治疗颇有裨益，特将笔者亲身经历感受的一些体会，分述如下，提供参考。

## 1. 结石的构成

结石的构成，中医认为由"肾虚膀胱有热"而引起，肾虚则火易动，膀胱热则水易枯，尿为热煎熬，使尿中废物浓缩，沉积于泌尿径路，排而不清，久而积聚成石，与蒸海水成盐同一道理，中医学名曰"砂淋"。

（1）石质、体积、位置、形状与排出的关系。

过去所见患者排出之石，有的质坚实，锤之不易烂，亦有质疏松，搓之可碎。这些石质，经化验证明，坚实者为草酸钙结成，疏松者为磷酸钙、胱氨酸、尿酸所结成。草酸钙易擦伤组织，活动时疼痛颇剧，排出比较困难，后三种，擦伤组织及疼痛程度不如前者之甚。后三种结石者，若能养成饮足量水的习惯或可望渐次分解。

石的体积，各有不同，大小不一，形状各异，数量不等。一般过大、过长，以及三尖八角弯弯曲曲者难出，血尿疼痛明显；小者、短者、圆滑者易排，血尿疼痛亦轻。

石的位置，有在肾盂、肾盏、输尿管、膀胱、尿道各处，在肾盏、膀胱、尿道，一般排出不如前者之棘手。

石由肾而排出体外，要突破几个狭窄通道：①肾盂出口；②髂总动脉输尿管交界处；③膀胱输尿管交界处；④尿道内口；⑤尿道舟状窝。穿越这些峡口，相当于碾过五道难关。

（2）几种常见并发症。

患结石太久或石之体积过大，屡医未能攻下，固然对身体健康有一定的损害，且易导致其他并发症，轻则尿路感染、肾功能减弱、肾积水，重则尿闭、肾坏死、尿毒症等。所以，久治无效，身体逐渐衰弱，则宜当机立断，采取措施，进行手术摘除，犹未为晚。常见有些患者惧怕开刀，坚持保守疗法，迟疑不决，终至种种恶候，反遗后患，悔之恨晚。

（3）血尿、绞痛是必然反应。

全身剩余水分，通过肾脏作用排出体外是为尿，结石常受尿流压力冲击与幼薄的黏膜和微血管发生摩擦，自易渗血，故尿中恒混有程度不等之血液，少则赖显微镜始能觉，多则肉眼可见，结石之主要症状，血尿是其中一种。

结石的位置，除体积特粗者外，固定不移者不多，以向下移动最常见，间亦有逆行上移者，逆行的原因，系输尿管下段狭窄或痉挛收缩，迫石走上。当每次移动，特别越过前述五个关口之际，局部组织因受异物刺激，引起反应性痉挛收缩，促使结石与组织摩擦加深，因而发生绞痛，待至痉挛解，其痛始止。痛是说明石之移动，每痛一次，石就移动一次，不痛者不移，不移石难出，可以说：痛是好事，非坏事。

其次，根据痛的程度和位置，能测知石之所在。若结石在肾区与输尿管活动，多为绞痛。刺痛、疼痛从腰部放射至腹背尿路行经处，行立坐卧不安，肢软无力，令人难忍汗出。血尿肉眼可见，钝痛或隐痛或下腹胀坠，灼热感、膀胱反觉胀坠伴尿痛更频急，不能畅然如流，有时中断，甚至点滴流出。

上述几种症状，实际反映出当时结石内在位置和活动情况，是极富有追踪观察意义的现成资料。

（4）结石绞痛常用方。

方一

怀山药30克、桑螵蛸10克、石韦30克、木通10克、车前草12克、牛膝10克、香附12克、泽泻12克、金钱草30克。

服法：用水六碗煎成两碗，分两次服，即日复渣再煎服。

适应证：质坚实或疏松的结石皆可。

方二：清热化石利淋方

金钱草30克、石韦30克、牛膝12克、桃仁12克、沙牛3克（研末，冲服）、车前草30克、地龙12克。

服法：用水六碗煎成两碗，分两次服，即日复渣再煎服。

适应证：起病不久，体质结实，肾功能尚佳。此方能松弛平滑肌、解痉挛，起推荡作用，使结石滑下。

方三：利水清湿热方

金钱草30克、火炭母30克、木棉花15克、金银花15克、黄芪30克、桃仁12克。

服法：用水六碗煎成两碗，分两次服，即日复渣再煎服。

适应证：因结石刺激组织引起发炎，症见：二便频急，量不多，肛门、尿道有灼热感。中医认为系大肠与膀胱湿热，此方行气利水、化湿清热，使石便于排出。

方四：补气固肾利水方

黄芪45克、党参30克、金钱草45克、狗脊30克、巴戟天15克、桃仁12克。

服法：用水七碗煎成两碗，分两次服用，即日复渣再煎服。

适应证：结石时间长，多服利尿药无效，渐见肾虚气弱者。此方补气固肾，且有推石移动或排出可能。

方五：食物疗法

核桃仁60克、猪膏6克、糖6克。

服法：用水两碗煎成一碗，分两次服用。

适应证：患病日久，肾气过虚，不宜多服利水剂者可选。此方功能补肾润燥，对结石起滑下作用，但消化欠佳，大便溏烂者暂不宜用，体质健壮者随时可服。

方六：按摩治疗

空腹时多饮足量开水后即卧床，石在右侧者左侧卧，石在左侧者右侧卧，用手五指循输尿管行经处从上向下推30～50次，每日2～3次，用力要匀，不可过重过轻，此法可帮助石之移动。

使用上述各方，必须根据患者身体条件，病情新久，辨清虚实，灵活选用，方易收效。大抵年轻力壮，体质结实，起病不久者可选用方一、方二、方三，倘服药既久，而石未出，又有气虚肾亏倾向者改用方四。

食物治疗，则要注意胃纳正常方可，否则影响消化。按摩治疗，不论男女老弱，用之无妨，孕妇忌用。另有一方消石散，可配合各方同时并用。

或有疑问，中药排石需费多少时间，颇难预料，有快有慢，不能出者亦有，要看身体具体情况而定。另外需要指出，中医多用利尿药为主，但服之过久，可能对肾功能有一定影响，易导致肾虚、面浮肿、脚肿。故要时刻警惕结石未出而肾气先虚弱的坏变，尤其对年老体虚患者，更当谨慎。

## 三、预防结石复发的几点意见

石已排出，时隔2～3年，又再复发，世非罕有，为此研究如何预防再发，乃必不可少的课题，我们建议：

（1）平时要养成多饮水的习惯；

（2）饮食调味不宜过咸，以免尿盐浓度增高，容易沉积成石；

（3）海虾、螃蟹，性燥味咸，内含磷质，多食可引致膀胱湿热，尿为热所煎熬而成砂石；

（4）经常注意小便颜色，如见尿短、黄浊或赤色，应及时就医；

（5）倘条件允许，可定期行小便常规检查，或每半年拍X线片一次，密切观察，则虽结石复发，亦能早期发现，争取早日解决。

下面介绍3条处方，供曾患结石患者作预防再发饮用。

（1）怀山药30克、薏苡仁15克、白果肉20粒。

功能健脾利水，年龄较大者适用。

（2）石上柏30克、金钱草30克、车前草15克。

有排石利尿作用。

（3）火炭母30克、木棉花15克、扁豆30克、金银花15克。

能清膀胱湿热，制酸，利小便。

上方任选一方，加生姜3片同煎，饮时再调以适量白糖或蜂蜜冲服，3～5天服用1次。以上各处方亦可加黄芪、党参同煎。

## 四、结语

本节简单介绍泌尿系统结石（砂淋）的中医病因、辨证论治和病变过程中一般规律与注意事项，并提供几点预防结石复发的意见。患者如掌握这些常识，心中有数，临事不致彷徨失措，且可减少许多不必要的顾虑，主动与医生配合，接受治疗，以祈顺利解除痛苦，早日恢复健康。

# 第四节 急性再生障碍性贫血治验

在绿荫夹道，环境优美的某医院四楼，一群白衣战士正凝神贯注地讨论如何救治危重患者潘某某。该患者住院月余，确诊为急性再生障碍性贫血，曾用多种西药治疗，并输血2 700毫升，病情并无改善。予被邀请参加会议，时为1977年12月12日。

症见患者面色苍白，神倦，腰背及上下肢大面积出现大小不等出血点，有淡红，鲜红，瘀紫等各色，纳差，大便秘结，舌干、苔黄厚，口气臭秽，作渴，脉弦数尚有力。病历记载前一日血检查结果，红细胞$1.2 \times 10^{12}$/升，白细胞$9 \times 10^9$/升，血红蛋白30克/升，血小板不足$40 \times 10^9$/升。

根据中医辨证分析：面色苍白，神倦，出血等为虚象，与出血过多有关；纳差，便秘，口臭，脉弦数有力，属实证，是消化不良，胃肠积热，郁而成热影响吸收和排泄所致。此虚中夹实，实为标，虚为本，治先去实，后理本虚。初用消导健胃兼凉血解毒法。药用竹茹，布渣叶，谷芽，莱菔子，厚朴，水牛角，生地黄，花粉等，服3剂，胃口增强，气秽止，作渴减，舌苔退薄，大便得畅，精神胜前，出血无增。

前药标病基本控制，继而用补气血固肝肾止血法，党参，黄芪，当归，熟地黄，生地黄，阿胶，肉苁蓉，骨碎补，枸杞，马勃，杜仲，谷芽，麦芽等加减，连服二十多天。精神，胃口，睡眠尚可，血象略有回升，红细胞$1.5 \times 10^{12}$/升左右，白细胞（14～15）$\times 10^9$/升，血红蛋白40克/升，血小板（40～50）$\times 10^9$/升，输血相比以前多，皮下出血逐步吸收，病情暂时稳定。

不料，1月中旬末，病又突然恶化，排出尽是瘀粪，且伴有鲜血约300毫升。经治医生以为下消化道出血，即输血补液抢救，中药重用马勃、熟地黄炭、高丽参、黄芪、川芎、当归、阿胶诸药止血和大补气血。但值班医生以为马勃为喉科药，未及时用上。隔两天检阅病历，方知缺用此药，血才不止。经解释方信马勃有止血之妙。过3天，便血不再续出。

1978年1月下旬至2月6日，半月内以服中药为主。一般情况日见起色，两个多月来不能起坐，现已自能下床，步出阳台休息，家人见此深感欣慰。

2月6日，乃农历丁巳年除夕，习俗相沿，家家丰肴美食，老少团年，潘家未能免俗。其亲人素念患者喜食肥鸡佐膳。悯其遭遇，时逢节日，尽量照顾，岂知久病残躯，胃气薄弱，肥浓厚味，饱食过多，受纳不了，引起急剧消化不良，遂铸成大错。

2月8日，祸至矣，大便日3～4次，质烂，当事者犹未警觉，以为偶然。10日水泻9次，量多，喷射状，食下即呕，补液输血，无济于事。11日再邀予诊，患者全身失水明显，神气颓败，双目无光，声低不欲言，脉数欲绝，奄奄一息，状至危殆。处将绝望之时，祈挽垂死于万一，即以高丽参60克、熟附子30克、白术30克、干姜15克、麦芽30克，药能到腹，泻次稍减，看似微有转机。12日午，呃逆不止，肢体出现轻度浮肿，鼻、上唇及两耳肌肉收缩，先兆胃气已绝，败象毕露，勉尽人事，处方：高丽参60克、丁香10克、柿蒂15克、白术30克。次日，呃逆略减，继进1服，奈无起色，终因中西医协同抢救，也不能挽回。

本例治疗经过，可分为如下几个阶段：①12月中旬前西医用输血、补液、抗生素、糖皮质激素、止血药等治疗，效果理想。②中西医结合。中医根据当时临床辨证，采取清补兼施。首先排出因胃肠消化不良引起的积热，使食欲增进，大便畅通，保证下一步所用补药得以吸收，配合西药治疗，对照上阶段的结果，大便改善，显示中西医结合的优越性。③消化系统大出血，在千钧一发的紧急关头，涓涓不塞，将流为江河，死亡可待。此际治疗，应止血与补血并重，而止血尤放在首位。盖补血缓而止血速也。笔者经验，马勃对止血有独到之处，不仅用于喉科，事实证明，方知非谬。④春节前约20天，为患者得病数月比较稳定时期，眼看渐趋好转，又因饮食不节，加重胃肠消化负担，难以适应，乃变化不测，病情急转恶化。中西医想方设法，协同抢救，奈乏力回天，竟至不救。俗语之：病从口入，足可信而有征，沉痛的教训，宁不牢牢吸取？

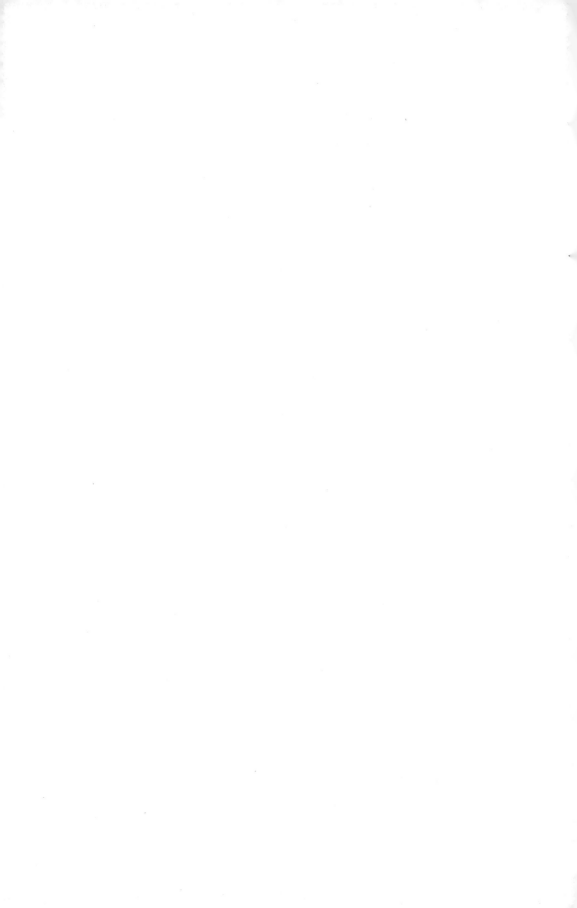

梁天照 学术精华与临床应用

# 第三章 医案采菁

梁天照所记录医案以内科为主，兼及外科、妇科、五官科等。每案记录态度严肃认真，内容详尽（包括诊病时间、地点、患者一般情况、症状、脉象、辨证、治则、方药、预后等），理法方药均完整，而且许多医案附有按语及夹注，匠心独运，颇具特色。有的叙证简要，寓意深刻；有的详说细解，记叙明畅；有的善引经典，重在说理；有的强调治法，示人规矩；有的脉因证治，并然有序。所载诸案，不仅反映了其精湛医术及临证经验，而且为后世之人研究其学术思想留下了宝贵资源。尤其是其运用"青银汤"治疗各种发热的病案记载，不仅有较高的使用价值，而且对于中医治疗发热、流感、传染病经验的总结及其疗效的提高均十分有益，至今仍十分有借鉴意义。可惜的是编者只收集到梁天照的14则医案，其丰富经验不能全面供于世人，较为遗憾。

# 一、产后癃闭（尿潴留）

关某某，女，23岁，工人，住院号：25106。

1960年3月5日初诊：患者于1960年3月2日第一孕第一胎顺产出男婴后，未排出小便已2天多，下腹胀痛，大便正常，无发热恶寒，胃口好，口中和，不甚渴，伴头晕目眩，手足软无力，舌淡、苔薄白，脉细弱。

诊断：产后癃闭（尿潴留）。

处方：

| | | | |
|---|---|---|---|
| 山茱萸12克 | 怀山药20克 | 茯苓12克 | 泽泻12克 |
| 熟地黄30克 | 牡丹皮12克 | 附子10克 | 肉桂心15克 |
| 车前草30克 | 牛膝12克 | 黄芪20克 | |

配2剂，每天1剂水煎服，即日翻煎再服。

1960年3月8日再诊：诉小便仍不通，诸证未减，再按上方，配2剂，服法同前。

1960年3月10日三诊：诉昨天服药后曾排出小便6次，色黄浓似脓，下腹胀痛明显减少，头晕目眩及手足软无力减轻，舌脉如上。处方：

| | | | |
|---|---|---|---|
| 女贞子12克 | 怀山药20克 | 生地黄20克 | 熟地黄12克 |
| 知母12克 | 黄柏12克 | 泽泻12克 | 牡丹皮12克 |
| 石韦30克 | 木通12克 | | |

配3剂，服法同前。服药后小便转清，症状消失，于1960年3月15日出院。

**按**：梁天照认为癃闭一证，根据《内经》"膀胱者，州都之官，津液藏焉，气化则能出矣。"以及"膀胱不利为癃"的理论。膀胱气化不利，可以导致本病，然膀胱为藏溺之地，其气驰之出，有赖于三焦，尤以下焦最为重要。若三焦气化不及州都，则水道不通利，于是成癃闭。此外也有因尿道阻塞引起，亦数见不鲜，追究原因如下：①色欲不节，七情所伤；②上焦肺热气壅，热燥伤津；③中焦湿热不解，下注膀胱；④下焦肾阳不足，命门火衰；⑤跌打损伤等。此例为产后冲任失调所致，肾气不化，尿潴留于州都成患，用济生肾气丸治疗。肾气恢复，冲任为调，州都自然康复。

注：梁天照1964年在《广东医学（祖国医学版）》第三卷第14期发表了《41例产后尿潴留中医疗效观察》文章。

# 二、石淋（右输尿管结石）

梁某某，男，68岁，医师，住院号：保健121。

梁某某自感右腹痛数月，时作时止，于1974年8月12日，右腹疼痛剧作而入院。入院后伴有血尿，头晕无力，手足软，胃纳差，曾作小便常规尿蛋白++，红细胞+++，脓球+++，白细胞+++，并作X线腹部平片：提示右输尿管上视1.2厘米×0.7厘米之结石影。

诊断：石淋（右输尿管结石）。

处方:

| 黄芪20克 | 党参20克 | 金钱草30克 | 杜仲12克 |
|---|---|---|---|
| 钟乳石12克 | 牛膝12克 | 香附12克 | |

连服10余剂，腹痛好转，小便明显好转，自行出院。

出院后，再拟汤方:

| 黄芪20克 | 党参20克 | 车前草30克 | 芦根30克 |
|---|---|---|---|
| 巴戟天15克 | 狗脊15克 | 石韦30克 | 金银花15克 |

共服用15剂。于1975年9月15日早上小便时，阴茎膨胀，小便不通，只是血水点滴而出，伴头晕、心慌，终于排出1.2厘米×0.7厘米的锯齿状长圆形之尿石，血尿顺流而下，病即爽然消失。

**按**：梁天照认为，石淋一证多为食肥甘湿热之证，以致湿热蕴积于下，尿液受其煎熬，日积月累，尿中杂质结为砂石，或在于肾，或在膀胱，或在尿道，梁天照素嗜好肥甘之品，是其主痼，加之年老体弱，肾气虚弱，所以在利水通淋的同时，兼以益气固肾之品。

梁天照认为，若石块太大或在不利排出的位置时，中药还是难以排出，应予手术治疗。关于结石再度复发的问题，梁天照建议：①多饮开水。②饮食调味不宜过咸。③若尿频、尿急、尿痛，应予及时诊治，找出原因。以上3个建议，可以减少结石再形成，及时从浅轻治之。

## 三、假热真寒

梁某，女，64岁。

1973年3月28日就诊。时正农历夏末，溽暑未消，天气炎热，患者到诊时身穿棉袄，重病容，病情由其子代诉。发热4月，午后甚，头晕微痛，口渴引热饮，曾服羚羊角（现已禁用）、石膏、芦根、黄芩等药多剂，热不退，病益日深。现胃口甚差，怠倦无力，气上逆，声低懒言，走路需人扶持，大便少，尿短赤，舌质淡白而干，脉细弱。此乃假热真寒之征。理宜先退假热，后理真寒。

诊断：假热真寒。

处方：

| | | | |
|---|---|---|---|
| 党参12克 | 桑寄生30克 | 左盘龙20克 | 北五味子5克 |
| 石斛12克 | 菊花10克 | 泽泻10克 | |

服3剂。

8月31日再诊：热稍退，精神好转，胃口增，口淡引热饮，尿较多，舌脉如前。处方：

| | | | |
|---|---|---|---|
| 党参15克 | 桑寄生30克 | 怀山药12克 | 金樱子15克 |
| 左盘龙30克 | 白芍10克 | 茯苓12克 | 谷芽30克 |
| 石斛12克 | 淡竹叶5克 | | |

服2剂。

9月2日三诊：昨午热退，已脱下棉衣，精神倍爽，但口仍渴，引热饮。寒则喜热，风盛乃渴，此热渴之所成，今天转以温剂与之。处方：

| | | | |
|---|---|---|---|
| 吴茱萸10克 | 党参20克 | 白术12克 | 川芎5克 |
| 当归15克 | 桑寄生30克 | 广木香10克 | 草果5克 |

服2剂。

9月4日四诊：能自行到诊，精神、胃口及二便无特殊，但觉口泛清涎，渴时气上逆。处方：

| | | | |
|---|---|---|---|
| 吴茱萸15克 | 干姜12克 | 党参20克 | 白术12克 |
| 当归20克 | 沉香5克（后下） | 草果5克 | 柿蒂20克 |
| 川芎5克 | | | |

服3剂。

9月7日五诊：症状同上。处方：

吴茱萸15克　　　干姜20克　　　草果10克　　　当归20克

党参30克　　　　白术20克　　　熟附子12克　　肉桂心3克（焗服）

丁香10克　　　　益智仁10克

服2剂。

9月9日六诊：症状同上。处方：

吴茱萸30克　　　干姜30克　　　党参30克　　　白术20克

白胡椒10克　　　肉桂心3克（焗服）　　川芎10克

当归20克　　　　广木香10克（后下）　　草果10克

服2剂。由此起将吴茱萸、干姜药量加重，并增白胡椒同煎，以观后效。

9月11日七诊：口渴气逆已减。处方：

吴茱萸30克　　　干姜30克　　　党参30克　　　白术20克

白胡椒10克　　　熟附子12克　　　肉桂心3克（焗服）

川芎10克　　　　当归20克　　　草果10克

服3剂。

9月14日八诊：患者诉说，若口干得解，便无不适，并言上药饮后甚舒，但未几又渴。处方：

吴茱萸60克　　　干姜60克　　　党参30克　　　白术20克

白胡椒10克　　　熟附子12克　　　肉桂心3克（焗服）

草果10克　　　　川芎10克　　　当归20克

再予上药，但吴茱萸、干姜药量再加重，服2剂，每剂留渣隔日煎饮。并嘱患者上方服毕，停药数天观察。

9月23日九诊：诉说口淡渴，气逆减半，间有心慌。处方：

吴茱萸60克　　　干姜30克　　　白胡椒10克　　党参30克

川芎10克　　　　当归30克　　　白芍15克　　　龙骨30克

服法如前。

10月8日十诊：一切症状基本消失，照常料理家务，胃口好，二便通畅，睡眠稍差，舌质转红润，苔薄白，脉细有力。处方：

| | | | |
|---|---|---|---|
| 吴茱萸60克 | 干姜30克 | 党参30克 | 川芎10克 |
| 当归30克 | 杜仲20克 | 肉桂心3克（焗服） | 酸枣仁20克 |

服2剂。嘱患者注意营养、休息，可以停药。倘有不适，随时来诊。

**按：**患者年过花甲，得病数月，体质已虚，前医以其午后发热、作渴，误为实证，屡药苦寒，更虚其虚，使病情更加复杂，越见沉重，故治时分步进行。首先着重去其假热，用党参、怀山药、桑寄生、北五味子等平补酸收之品，适当加数味轻清退热药物，清补兼施，病遂好转。其次，遗留口淡，渴引热饮，多饮不解，系属"风渴"，此以产妇为最常见，必须养血息风祛寒方可。吴茱萸、干姜是方中主药，初数剂上药量仅10～20克，药轻风重，效果不显；后渐增至60克，且与熟附子、肉桂心、白胡椒等齐用，渴始解。由此可见，中医治病切要辨证，寒热辨明，处方自易，因止渴有用寒或温或养阴等法。本例是用温法获效。

## 四、肝胆郁热（慢性胆囊炎并胆囊及胆囊管结石）

陈某，男，42岁，干部。

患者于1976年4月14日高热达39℃，寒战，右上腹胀痛，一连4天，经治疗好转，但遗留低热10余月不退，曾到各医院治疗，全休半休近1年。1977年3月24日在某院照片结果，胆内可见黄豆大小多角环形密影，于胆囊管另有一撮肉样密影，诊断：胆囊炎并胆囊及胆囊管结石，建议入院手术，患者未同意。1977年3月31日来诊，诉胆囊区胀痛半年，长期低热10余月，面色苍黄，头晕气促，消瘦，胃纳差，四肢疲倦，中午头部灼热明显，晚上始退，晨早口苦，饭后口淡，每日均如是，舌质淡红，苔薄黄，脉弦数。病属肝胆郁热，治宜疏肝利胆。

诊断：肝胆郁热（慢性胆囊炎并胆囊及胆囊管结石）。

处方：

| | | | |
|---|---|---|---|
| 北柴胡10克 | 白芍15克 | 当归12克 | 龙胆草5克 |
| 郁金12克 | 鸡内金12克 | 石上柏20克 | 绵茵陈12克 |
| 黄芪20克 | 苍术10克 | | |

每日1剂，至4月14日共服药12剂。

4月16日就诊，诉说头晕、胆区胀痛均减，胃纳增，间有低热或无热，精神比前好转。处方：

| | | | |
|---|---|---|---|
| 北柴胡10克 | 当归12克 | 白芍15克 | 龙胆草5克 |
| 郁金12克 | 石上柏20克 | 黄芪15克 | 绵茵陈12克 |

服药9剂，从第7剂起照方加苍术10克、石斛12克、枳壳10克。

4月26日就诊，胆胀痛更减，但仍有压痛，口淡，大便烂，日数次，舌苔微黄。处方：

| | | | |
|---|---|---|---|
| 北柴胡10克 | 白芍15克 | 当归12克 | 石上柏15克 |
| 郁金12克 | 绵茵陈12克 | 苍术10克 | 谷芽30克 |
| 黄芪15克 | | | |

服3剂。

时隔月余，6月7日复诊，共服药24剂，自诉服完最后3剂迄现在，10来月的胆区胀痛、低热已消失，睡眠精神均佳，胃纳好，二便通畅，且恢复正常上班，此次因缺造影剂未做照片复检，继续追踪观察。

**按：** 肝与胆互为表里、肝主疏泄，调和五脏，胆主泌别清浊、协助消化，二者稍有乖违，自互影响，结石病灶虽在于胆，然肝也同受其累，治必肝胆兼顾。方中北柴胡、白芍、当归、龙胆草等舒肝清热，绵茵陈、郁金、鸡内金、石上柏等利胆化石；因其久病体虚，加黄芪固气、苍术运脾，依此法直至症状消失。

# 五、半身多汗

男，34岁，干部。

患者于1954年起，右半身（以顶部正中线为界的整个躯体右边）一年四季汗出如珠不止，常觉身寒肢冷、麻痹、头晕、目眩、心慌、气促，日渐消瘦，足软无力，睡眠不佳。历经中、西医治疗，疗效不显。1970年8月6日初诊，除前症状外，大便时秘，小便一般。诊见面无华色，表情淡薄，语声低微，脉沉而弱，舌苔薄白，质淡红，此为心肾阳气两虚，元气亏损，以桂枝加附子汤加味主之。

诊断：半身多汗。

处方：

| 熟附子15克 | 黄芪20克 | 党参15克 | 桂枝5克 |
| 白芍12克 | 生姜12克 | 大枣5枚 | 炙甘草5克 |
| 龙骨30克 | 牡蛎30克 | | |

每日1剂，服10剂后，精神较好，头晕、心慌、气促、麻痹等症状减轻。

再诊：患者自汗出如故，乃将原方药量加重。处方：

| 熟附子45克 | 党参30克 | 桂枝20克 | 生姜20克 |
| 大枣10枚 | 炙甘草12克 | 龙骨30克 | 牡蛎30克 |
| 白芍20克 | | | |

每日1剂，服至第7剂后，汗出渐减，共服10剂后续诊。因患者过于亏损，乃照上方，每次加母鸡1只与药同煎，除服煎药外，另以鸡肉佐膳。每服药一次，汗即减少，疗效较显，期间服药27剂，母鸡20只，至1970年10月病愈。1971年1月，患者告说汗止已3个月，精神佳，胃纳增，体重增5千克余，能持续工作10多个小时。

**按**：《素问·阴阳应象大论》说："阴在内，阳之守也；阳在外，阴之使也。"身寒肢冷、麻痹、头晕、目眩、心慌、气促、半身汗出过多，缠绵不愈，属阳气外越所致，阳虚不能卫外为固，阴气独盛于内，阳无所依，阴无所附，阴阳失调，故治宜扶阳固表，调摄阴阳为主，乃张仲景《伤寒论》桂枝加附子汤意。此方治"太阳病，发汗遂漏不止，其人恶风"，再加黄芪、党参、龙骨、牡蛎等味，方中重用熟附子，祛寒湿补肾，补火助阳，治大汗亡阳，四肢厥冷，黄芪固气兼固表，党参补中，桂枝温经解表，祛痰通阳。上述四味，借以益阳气，通血脉强心肾，回阳敛汗，另以白芍、龙骨、牡蛎，以安神镇静，敛涩止汗，调和阴阳，生姜散寒止呕，促使运化吸收，炙甘草、大枣，佐黄芪、党参，发挥药效，缓和熟附子、桂枝之性味过温，达到治疗目的。初诊时服10剂，症状虽有改善，但仍汗出如故。此因患者久病十余年，元气亏损，病重药轻，扶阳不力，故未能迅即控制多汗，乃将方药分量加重，重用熟附子以振奋心阳，回阳敛汗，疗效始显。但因患者久病体弱，药物只能起补偏救弊作用，而补营固卫，尤赖饮食营养。《素问·阴阳应象大论》谓："精不足者，补之以味""形不足者，温之以气"。后期治疗，以药物与母鸡同煎，使药效增加，又使患者元气恢复，体重增加，汗出随而消失。

## 六、阳明发斑

陈某某，女，54岁，工人。

1963年9月5日初诊。主诉发热3天，现热未尽退，头晕、痛，面部及全身皮肤遍发红斑，诸关节疼痛，口干而黏、胸闷、大便数天不下，尿短热、色黄，舌绛无苔，脉数。查胃为多气多血之腑，属足阳明经，胃热炽盛，迫血横溢，透出肌表，现于四肢锦状斑烂，是曰阳明发斑。犀角地黄汤加味主之。

诊断：阳明发斑。

处方：

犀角（现已禁用）2克（另煎留渣）　　　西红花3克（焗服）

牡丹皮10克　　赤芍12克　　生地黄20克　　玄参20克

葛根30克　　桑枝45克　　黄连10克　　金银花12克

1剂。

9月6日再诊，全身红斑略退，诸痛亦减，胸较舒，口仍渴，尿短赤，仍未大便，舌绛苔薄黄而干，脉数。处方：

犀角（现已禁用）1.5克（前渣同煎）　　生地黄30克

牡丹皮10克　　赤芍12克　　西红花3克（焗服）

生石膏30克　　知母10克　　麦冬20克　　玄参30克

1剂。

9月7日三诊，红斑甚微，头痛止，渴大减，尿短，大便未下。处方：

犀角（现已禁用）1克（与前渣同煎）　　生地黄30克

西红花3克（焗服）　　玄参30克　　麦冬20克

生石膏20克　　赤芍12克　　金银花12克

1剂。

**按**：犀角地黄汤、西红花清心热凉血，玄参、麦冬养阴益津，生石膏、知母除胃热解消渴，黄连、金银花败毒，桑枝、葛根治关节疼痛，全面兼顾，斑乃速退。


# 七、高热

黄某某，女，6月龄，门诊号：3717。

1965年9月23日来诊。症状：发热5天，体温40℃，轻咳唇干，啼无泪，大便青色，尿短少，舌苔微黄，指纹不显，曾在诊所用西药治疗未愈。

诊断：外感风热。

处方青银汤加味：

青蒿3克（后下）　　银柴胡10克　　桔梗10克　　黄芩10克

连翘10克　　　金银花10克　　　生石膏10克　　　葛根12克

僵蚕5克

1服即退热。

**编者按：** 本患儿梁天照诊断为外感肺热，用青银汤疏风清热。因高热，加生石膏、葛根、僵蚕加强疏风清热之功，故1剂即热退。

# 八、久热

卢某，女，28岁，门诊号：65890。

1965年9月21日初诊。症状：发热月余，每日必觉口鼻气热，时间经1小时左右方止，伴头痛，目坠，耳鸣，无汗，频喷嚏，痰白而稀，渴不欲饮，口淡，衣薄则畏寒，腰痛，疲倦，足不欲行，胃纳一般，舌湿白，脉沉细而滑。曾在诊所服中药10～20剂未效。

诊断：外感挟湿。

处方：

青银汤加草果10克，厚朴10克（后下），葛根30克。

翌日再诊尚有头痛。腰痛，余状已微。处方：

蒺藜12克　　　蔓荆子12克　　　忍冬藤20克　　　桑寄生30克

扁豆花10克　　　草果10克　　　葛根30克

2服而愈。

**编者按：** 本案患者虽发热月余，但由于外感风热之邪未除，仍可用青银汤疏风清热，夹有湿邪，加草果、厚朴、扁豆花祛除湿邪；发热退后，头痛加蒺藜、蔓荆子疏风止头痛；腰痛加忍冬藤、桑寄生舒经活络止痛。

# 九、剖宫产后高热

范某某，女，22岁，住院号：65521。

1965年9月11日初诊。孕妇一孕一胎入院剖宫产，产后第4天，一直发高热，体温在38～39℃间，西医诊断为剖宫产后发热，原因待查。症见微寒高热，体温39.8℃，口鼻气热，口干，颈及腰骨酸痛，面色苍白，神惫肢倦，胃纳一般，大便秘，舌无苔，脉浮数。

诊断：产后感冒。

处方：

青银汤去桔梗，加芦根15克，草果5克，党参10克。

1剂。

9月13日复诊：热退，体温38℃，颈及腰部仍痛，尿频量少，舌苔微黄，脉数。处方：照前方加桑枝30克，1剂。

9月14日三诊：热大减，体温37.6℃，骨尚痛，尿量少色赤，口微干，胃纳略差，舌苔微黄，照上方去黄芩、金银花，改用黄柏10克、滑石5克，服2剂。

9月16日四诊：热甚微，骨微痛，小便正常，口涩，照14日方去滑石，1剂。

9月18日五诊：骨痛止，胃口一般，二便正常，舌苔微黄。处方：

| | | | |
|---|---|---|---|
| 银柴胡12克 | 芦根15克 | 黄芩10克 | 桑寄生30克 |
| 党参12克 | 地骨皮12克 | 草果5克 | 石斛10克 |

再服2剂，而愈。

**按**：本案剖宫产妇人，术后本虚，奈何受外感风热之邪，高热、口干鼻热、颈腰疼痛，大便秘结，脉浮数，均是外感风热之表现。故可用青银汤疏风清热解毒，青银汤方去桔梗加芦根，加强清热疏风之力，但产后，面色苍白，神疲肢倦加党参益气。热稍退后腰痛加桑枝舒筋活络止痛。热大减后减黄芩、金银花，小便量少而黄加黄柏、滑石清热祛湿利小便，小便调后去滑石。症状消失后，舌苔微黄，有津伤表现，加地骨皮、石斛养阴生津，产后毕竟虚证尚在，桑寄生、党参加强补虚作用。

## 十、妊娠感冒高热

黄某，女，27岁，门诊号：471。

1966年3月2日到诊。症状：妊娠7月，发热恶寒2天，体温39℃，头痛，咳嗽，喉稍红，双目微赤，口淡，腰刺痛，间有压痛，大便少，舌苔黄白，脉数大。

诊断：妊娠感冒。

处方：

青银汤加芦根15克，青天葵10克，枇杷叶10克，川贝母末3克（冲）。

服1剂热即退。

**编者按**：此案虽为妊娠妇女，梁天照抓住了外感风热之发热辨证，则可大胆用青银汤疏风清热、解毒退热，高热加青天葵加强退热之功。咳嗽加枇杷叶、川贝母末清热化痰。

## 十一、流行性感冒

何某某，男，6岁，门诊号：101503。

1965年9月11日来诊。症状：发热3天，体温39.4℃，头痛目赤，汗少作渴，舌苔微黄，脉数。

诊断：流行性感冒。

处方：

青银汤加葛根30克，生石膏30克，至宝丹1克（冲）。

服2剂热退。

编者按：本案6岁患儿，高热，头痛目赤，舌红苔黄，脉浮，辨证为外感风热之发热，即可用青银汤疏风退热，加葛根、生石膏加强退热之功、因患儿高热容易惊风，故加用至宝丹预防高热惊风。

## 十二、腮腺炎

潘某某，男，6岁，门诊号：3085451。

1965年8月3日初诊。症状：发热，体温38℃，两腮红肿疼痛，作渴，舌苔黄，脉数。

诊断：腮腺炎。

处方：

青银汤加夏枯草12克，蒲公英12克，板蓝根12克。

服1剂。

翌日再诊：热未退，腮红肿略消，疼痛减，作渴，大便2天未行，舌苔黄，胃纳佳，照前方去夏枯草加生大黄10克（焗服），1剂，水煎服。

三诊：热渐退，昨天大便2次，量不多，腮肿消，作渴，舌苔微黄，质赤，继用青银汤加芦根25克、天花粉12克，再服1剂而愈。

编者按：此案患儿为高热，两腮红肿疼痛，口渴，舌苔黄，脉数等风热症候，为大头瘟之象，用青银汤疏风清热解毒，加夏枯草、蒲公英、板蓝根加强清热解毒之功。再诊热虽未退，但疼痛减，加大黄清热通便。热渐退，大便已解，继以青银汤疏风清热。

## 十三、扁桃体炎

陈某，男，3岁，门诊号：13997。

1965年7月29日初诊。症状：起病3天，晚上发热，左扁桃体红肿，连及上腭皆然，吞咽疼痛，饮食不下，牙关紧，口不能张开，口干苦，大便少、尿多，舌湿黄，脉滑数。

诊断：扁桃体炎。

处青银汤加味：

| 银柴胡12克 | 青蒿3克（后下） | 黄芩10克 | 山豆根10克 |
| 僵蚕3克 | 马勃5克 | 蝴蝶草12克 | 天竹黄12克 |
| 布渣叶12克 | | | |

服1剂。

翌日再诊：晚上热退，扁桃体及上腭红肿已减，吞咽仍痛，口张较大，食下转顺，口苦，舌脉如前。处方：

| 僵蚕5克 | 芦根30克 | 莲房10克 | 山豆根10克 |
| 马勃5克 | 布渣叶12克 | 黄芩10克 | 蝴蝶草12克 |

服1剂。

三诊：喉肿消细，吞咽尚有微痛，思食，尿多。处方：

| 僵蚕5克 | 芦根30克 | 生石膏15克 | 山豆根5克 |
| 马勃5克 | 蝴蝶草12克 | 金橘12克 | 金银花12克 |

服2剂。而愈。

# 十四、术后感染高热

徐某某，女，30岁，住院。

患者于1976年10月19日行阑尾切除，术后第7天开始发热，伴有寒战，持续5天，经用西药抗感染治疗未效，于10月30日邀中医会诊，见体温39.3℃，高热寒战，头晕痛，脸赤唇红，口干渴，身微自汗出，胃纳欠佳，小便短黄，大便烂，舌苔厚白微黄，脉数略弦，伤口感染化脓。

诊断：术后感染发热。

处方：

青蒿5克（后下）　　北柴胡10克　　连翘12克　　金银花12克

黄芩10克　　　　　石膏30克　　　蔓荆子12克　布渣叶12克

蒲公英15克

2剂，水煎服。

11月2日复诊，热已退，头晕痛及口干渴均减，胃纳转佳，大便正常，仍有自汗出，舌淡苔白微黄，脉数。处方：

金银花12克　　连翘10克　　黄芩10克　　甘草5克

菊花10克　　　太子参12克　糯稻根15克

服2剂后热退。

# 第四章 验方撷英

梁天照临证六十余载，精研中医经典古籍及各医学大家论著，师古而不泥于古，重古而不非今，古今结合创新方。他临证经验丰富，每遇一病，总是大量搜集有关文献资料、古医典籍，再结合自己的见解，加减配伍成方，施治疾病。梁天照选药不用苦寒、刚燥、滋腻之品，药量偏小，适当时用食疗方法，颇具中和之至，可见其医术精湛。

《岭南医学史》147页记载：1957年3月，广州市流行性感冒大流行，广东省卫生厅注意团结和发掘中医力量积极防治，在中医温病理论指导下，按风温、春温病证论治，至4月下旬基本将病情遏止。梁天照主任拟定出的治疗方剂——青银汤方成为各医院防治流感的协定处方，而他自己在治疗过程中，按照原定方案施治，做到胸有成竹，而无暗中摸索之苦，治疗效果很好，深得同道称赞。1965年广州市再度流感盛行，梁天照带领学徒们再应用青银汤，共施治500余例，效果显著。通过加减，本方又可治疗传染性疾病发热、久热、外科术后感染发热、妊娠发热、体虚久热不退等病。

梁天照治学严谨，衷中参西，广求博采，不断创新，积累了大量临床经验，擅长治疗内科、外科、妇科、儿科各种常见疾病及疑难杂症。梁天照治疗咳嗽、胃痛、泄泻等病证，临证验方10方以上，可见其辨证的精准；在岭南湿地治疗妇科疾病，却喜用当归，秉承古人"女子以血为主，以血为用""女子气有余而血不足"的思想，可见其经验丰富。

笔者把梁天照的临证验方按呼吸系统疾患方、消化系统疾患方、泌尿系统疾患方、心血管系统疾患方、外科系统疾患方、皮肤科系统疾患方、妇产科疾患方、儿科疾患方、眼科耳鼻喉口腔科疾患方、其他杂病方、传染病方、饮食疗法验方分科归类，每方仍按梁天照原方及适应证显示，以供医者参考学习。

# 第一节　呼吸系统疾患方

## 一、外感发热方（青银汤）

【组成】青蒿6克（后下）、银柴胡12克、金银花12克、连翘12克、桔梗12克、黄芩10克、芦根30克、蔓荆子10克。

【适应证】发热恶寒，头强项痛，骨节疼痛，舌白苔黄，脉浮数。

【加减法】骨痛加桑枝30克、葛根30克；舌白，恶寒重者加草果6克；热重者加生石膏30克、北柴胡10克；咳嗽有痰加桑白皮30克、川贝母末12克（冲服）；呕者加藿香12克（后下）、竹茹12克；大便结者加冬瓜仁30克、大黄12克、芒硝6克（冲服）、滑石30克、生薏苡仁30克；虚人加党参12克。

## 二、伤风方

【组成】薄荷6克（后下）、前胡12克、桔梗12克、淡豆豉10克、枇杷叶10克、冬桑叶12克、紫菀12克、川贝母末12克（冲服）、苦杏仁10克、黄芩10克、桑白皮12克、连翘12克、金银花12克。

【适应证】伤风鼻塞，流涕，咳嗽，痰多，头痛发热。

# 三、咳嗽方

## （一）风热咳嗽

方一

【组成】桑叶10克、苦杏仁10克、桔梗10克、甘草6克、川贝母10克、前胡12克、连翘10克、牛蒡子12克、瓜蒌皮12克、白前12克、薄荷6克（后下）。

【适应证】外感风邪，鼻塞流涕，咳嗽，痰黏稠，口微干，身微热，舌微黄而薄，脉微浮数。

方二

【组成】前胡12克、紫苏叶10克（后下）、桔梗12克、苦杏仁10克、连翘10克、牛蒡子10克、法半夏12克、竹茹30克、马齿苋30克。

【适应证】风热咳逆，痰黄白，脉浮数。

方三

【组成】芦根30克、桃仁10克、苦杏仁10克、冬瓜仁30克、枇杷叶12克、瓜蒌皮30克、生薏苡仁30克、川贝母末12克（冲服）。

【适应证】风热咳嗽，痰黄，发热，脉数。

## （二）风寒咳嗽

方一

【组成】麻黄10克、桂枝10克、干姜6克、白芍12克、炙甘草10克、细辛6克、法半夏10克、五味子6克。

【适应证】外感风寒，鼻塞流涕，咳嗽，痰稀，身微热，舌淡苔稍白，口不渴。

【加减法】可加苦杏仁10克、射干10克、紫苏子12克、厚朴10克（后下）、茯苓10克。

方二

【组成】前胡12克、茯苓12克、法半夏12克、苦杏仁10克、厚朴10克（后下）、旋覆花12克、紫菀12克、白前12克、百部12克。

【适应证】咳嗽，痰白稀易出。

【加减法】喉痒者加紫苏梗12克；早晚咳嗽加重者加桑螵蛸10克；痰多者加川贝母末12克冲服。

### （三）风热夹饮咳嗽

【组成】陈皮30克、法半夏12克、茯苓12克、甘草30克、枳壳10克、竹茹10克、枇杷叶10克、苦杏仁10克、薄荷6克（后下）。

【适应证】外感风邪，痰饮内盛，鼻塞流涕，咳嗽，痰多而浓稠，咳声重，舌黄白而滑腻。

### （四）秋燥咳嗽

【组成】桑叶10克、沙参10克、麦冬10克、苦杏仁10克、甜杏仁10克、川贝母10克、雪梨干30克。

【适应证】秋感燥气，咽喉干痛，咳嗽无痰，咳声清亮。

### （五）外感不清，肺热咳嗽

【组成】白前10克、紫菀12克、川贝母10克、花粉12克、知母10克、桑白皮30克、牛蒡子12克、连翘12克、芦根30克、枇杷叶12克、冬瓜仁30克。

【适应证】外感不清，痰热内搏，咳嗽，痰黄而浓，舌黄，口干。

### （六）温邪咳嗽

【组成】瓜蒌仁15克、苦杏仁10克、黄芩10克、川黄连6克、花粉12克、枳壳

12克、竹茹12克。

【适应证】咳嗽，痰黄而浓，舌黄，口渴，尿黄，脉数。

### （七）痰湿咳嗽

【组成】陈皮30克、法半夏12克、茯苓12克、甘草30克、苦杏仁10克、厚朴10克（后下）。

【适应证】咳嗽，痰多而稀，舌白润。

### （八）中虚夹饮咳嗽

【组成】党参12克、白术12克、茯苓12克、炙甘草6克、陈皮30克、法半夏12克。

【适应证】脉虚体虚，面白舌淡，咳嗽痰多而稀。

### （九）风寒夹饮咳嗽

【组成】紫苏叶10克（后下）、羌活6克、前胡12克、法半夏12克、茯苓30克、苦杏仁10克、陈皮12克、甘草6克、桔梗12克、枳壳12克。

【适应证】风寒外感，鼻塞流涕，咳嗽痰多而稀，无汗，口不渴，发热恶寒，舌白，脉浮紧。

### （十）风燥咳嗽

【组成】甜杏仁10克、雪梨干30克、百合30克、瓜蒌仁10克、枇杷叶12克、麻仁30克、细辛6克、马兜铃6克、川贝母末6克（冲服）、麦冬12克、薄荷6克（后下）。

【适应证】喉痒咳嗽，咳引胸胁痛，痰黄稠，难咳出或干咳无痰，舌干或舌质红，口燥，脉数。

（十一）痰热咳嗽

方一

【组成】前胡12克、桑白皮30克、瓜蒌皮30克、苦杏仁10克、紫菀12克、川贝母末12克（冲服）、枇杷叶10克、款冬花12克、龙胆草10克。

【适应证】内热咳嗽，痰滑稠，难咳出。

方二

【组成】芦根30克、桃仁10克、苦杏仁10克、冬瓜仁30克、枇杷叶12克、瓜蒌皮30克、生薏苡仁30克、川贝母末12克（冲服）

【适应证】风热咳嗽，痰黄，发热，脉数。

## 四、哮喘方

方一

【组成】麻黄6克、桂枝10克、细辛6克、白芍10克、炙甘草6克、法半夏12克、干姜12克、五味子12克、蛤蚧1条。

【适应证】风寒袭表，水饮内停。恶寒发热，无汗，咳嗽喘息，痰多色白质稀，或有泡沫，不渴，舌润，肢面浮肿。

方二

【组成】麻黄6克、葶苈子6克、旋覆花12克、代赭石30克、大枣10枚、法半夏12克、茯苓12克、生姜12克、白芥子12克、苦杏仁10克、蛤蚧1条。

【适应证】咳嗽痰鸣，痰稀白易出，喘息，不渴，口淡等证。

【加减法】夜咳嗽重者加桑螵蛸10克。

方三

【组成】党参12克、茯苓12克、白术12克、炙甘草6克、法半夏12克、怀山药

12克、桑螵蛸10克、旋覆花12克、紫菀12克、苦杏仁10克、蛤蚧1条。

【适应证】咳嗽，喘息短气，不得卧，痰白稀或有泡沫，口淡不渴。

方四

【组成】麻黄10克、苦杏仁10克、石膏30克、甘草6克。

【适应证】喘促，口干，舌黄，脉滑数等肺热证。

方五

【组成】麻黄10克、射干10克、法半夏10克、款冬花12克、细辛6克、五味子6克、紫菀12克、桑白皮30克、生姜6克、大枣8枚。

【适应证】适用于一般哮喘。

方六

【组成】法半夏10克、茯苓30克、陈皮30克、炙甘草30克、麻黄6克、苦杏仁10克、厚朴10克（后下）、紫苏子10克。

【适应证】适用于哮喘，痰多而喘者。

方七

【组成】麻黄6克、苦杏仁10克、甘草30克、石膏30克、葶苈子30克、大枣6枚、紫苏子12克、莱菔子12克、桑白皮30克。

【适应证】发作时不定，喘息有音，痰涎壅盛，痰稠色黄，舌黄，口干，脉弦数。

【加减法】口苦者加黄芩10克，口燥渴者加花粉12克、麦冬12克，痰难出者加瓜蒌仁30克。

方八

【组成】麻黄6克、白芥子6克、紫苏子30克、附子8克、肉桂心6克（后下）、干姜10克、细辛6克、陈皮6克、茯苓30克、法半夏12克、炙甘草6克。

【适应证】夜间发作，喘息有痰，重者耸肩抬头，不得卧，痰涎色白，舌白口淡，不饮，脉弦。

【加减法】寒重口吐者加胡椒6克，喘重欲脱者加黑锡丹粉30克冲服。

## 五、肺炎方

方一

【组成】青天葵12克、桑白皮30克、生石膏30克、甘草10克、葶苈子6克、枇杷叶12克、苦杏仁6克、麻黄6克、芦根30克、瓜蒌皮30克、天竹黄12克、竹心10克、羚羊角（现已禁用）30克（另煎取渣）、花旗参6克（另煎）。

【适应证】神志不清，呼吸喘促，发热抽搐，眉心唇口色青。

【加减法】口干者加干地黄12克、玄参30克，热重抽搐者加紫雪丹30克、钩藤30克。

方二

【组成】青天葵10克、桑白皮12克、苦杏仁10克、猴枣0.3克（冲服）、瓜蒌皮12克、天竹黄12克。

【适应证】同上方，但用于轻证。

## 六、咳血、吐血、衄血方

方一

【组成】铁包金6克、穿破石30克、侧柏叶30克、甘草6克、黄芩10克、川贝母30克、紫菀12克、黑栀子12克、白茅根30克。

【适应证】咳血或吐血，舌赤或苔黄，胃纳如常或食欲增进，口干或苦，脉数有力。

【加减法】舌赤重，口干燥，有梦者加生地黄30克，麦冬12克；大便不通者加大黄12克（后下）。

方二

【组成】姜炭30克、附子30克、党参30克、蕲艾12克、炙甘草6克、白术30克、款冬花12克、法半夏12克、春砂仁6克、阿胶12克（烊服）。

【适应证】咳血或吐血，痰稀白，口淡，食欲不振，大便通，舌白滑，脉迟弱。

【加减法】口略燥渴者加五味子6克、山茱萸10克，口淡重者加干姜10克，头晕者加肉桂心10克（焗服）。

方三

【组成】党参30克、怀山药30克、白术12克、茯苓12克、炙甘草6克、龙骨30克、牡蛎30克、阿胶12克（烊服）、山茱萸12克、半夏12克、紫菀12克、茜草根12克、当归10克。

【适应证】咳血或吐血，精神食欲不振，肢体疲倦，自汗出，脉细数。

【加减法】有梦，心躁烦者加麦冬12克，舌红干者加生地黄30克，汗多者加浮小麦30克，大便结者去白术，加熟地黄30克、肉苁蓉30克、大黄30克（后下）、黄芩30克、川黄连10克。

方四

【组成】白茅根60克、仙鹤草30克、侧柏叶30克、枇杷叶12克、川贝母10克。

【适应证】过于饮酒或食燥物，或暴怒引起暴吐血或因咳而暴出血，舌红或黄苔，口或干苦，脉数有力，精神饮食如常。

【加减法】舌红绛口渴者加生地黄30克、玄参30克，或再加生磨藕汁一碗和药冲服（无藕汁可用童便代，量半碗）。

方五

【组成】蕲艾10克、侧柏叶30克、莲叶30克、生地黄30克。

【适应证】咳血不止，舌红，脉数。

方六

【组成】熟地黄30克、怀山药30克、莲子12克、芡实30克、沙参12克、麦冬30克、藕节30克、赤石脂30克、阿胶12克（后下）。

【适应证】阴虚肺燥而咳，咳血不止，痰稠脉数者。

方七

【组成】夏枯草30克、侧柏叶30克、黑栀子10克、白茅根30克、赤石脂30克、牛膝30克、生地黄12克、莲叶30克。

【适应证】衄血，流出之血稠浓，颜色深红，舌绛，头痛，脉数。

方八

【组成】党参30克、怀山药30克、龙骨30克、牡蛎30克、白芍12克、茜草根30克、熟地黄12克、牛膝10克、莲叶10克、大枣10枚。

【适应证】鼻衄虚证，口略干，舌质红，二便如常，脉细缓。

【加减法】头晕舌白口淡者去莲叶加姜炭30克、黑荆芥30克。

方九

【组成】大黄30克（后下）、黄芩30克、川黄连10克、白茅根6克、仙鹤草30克、侧柏叶30克。

【适应证】鼻衄实证，或饮酒过度或食燥热之品，引起衄血，面色红，舌赤或黄燥，口干苦，脉数有力，精神如常，饮食正常。

方十

【组成】桑白皮、天冬、麦冬、生地黄、熟地黄、阿胶、红花、苦杏仁、甘草、知母、白芍、白芷，症重者各60克，症轻者各30克。

【适应证】咳血吐血。

上药用鲜鸡蛋3枚连壳煎，蛋熟时去壳，取蛋，用木签刺蛋数十小孔，再将蛋放入药中煎，三碗水煎至50%～80%。先食蛋，后服药，空腹服。每日1次，约服3周为1个疗程。此药能润肺、止咳、补脾健胃，去瘀生新。服此药要注意：服后或有反应，咳嗽或多些，吐血或多些，不用惧，此乃瘀去新生现象，继服而愈。

## 七、痰饮水肿方（肺气肿）

【组成】细辛30克、紫苏子12克、胆南星10克、款冬花10克、茯苓皮30克、桑白皮30克、葱白6克、枳壳12克、橘红6克、厚朴6克（后下）。

【适应证】咳嗽，痰多，气逆。重则喘息不能卧，面目四肢浮肿，腹胀，阴部肿，尿少，舌白腻，口渴或不渴，口苦，头晕痛，脉弦滑。

【加减法】口苦舌黄者加黄芩10克、竹茹12克；烦躁有梦，口燥渴者加石膏30克、麦冬12克；胸痹痰稠者加瓜蒌仁30克、郁金12克；气喘重脉弦有力者加麻黄6克、葶苈子10克；气喘脉弦无力者加蛤蚧1条；胃纳呆疲倦者加白术、苍术各10克，头晕口淡舌灰白者加肉桂心30克（后下）、干姜30克；恶寒者加附子12克；头痛者加代赭石30克；大便结者加秦艽30克、郁李仁12克；尿短少者加生薏仁苡30克。

# 第二节  消化系统疾患方

## 一、导滞方

【组成】竹茹12克、山楂12克、枳壳12克、神曲12克、莱菔子12克、厚朴6克（后下）、布渣叶12克。

【适应证】胃纳呆，舌黄厚，二便一般。

【加减法】可酌加麦芽、谷芽、槟榔等药。

## 二、胃痛方

方一

【组成】川楝子12克、白芍12克、海螵蛸12克、枳壳12克、茜草根12克、延胡索12克。

【适应证】胃脘痛，嗳腐吞酸，苔黄。

【加减法】大便结硬者加大黄12克（后下），芒硝10克冲服；舌苔黄厚有滞者加竹茹12克、山楂12克、莱菔子12克、槟榔12克等。

方二

【组成】党参12克、白术12克、茯苓12克、炙甘草6克、木香6克（后下）、砂仁6克、陈皮6克、法半夏12克、川楝子12克、白芍12克、延胡索12克、茜草根12克。

【适应证】胃脘胀满疼痛，按之舒，口淡，呕吐清水等。

【加减法】大便如柏油色者加阿胶12克（烊服）、地榆灰12克、槐花灰12克，并可酌加天台乌药12克、五灵脂12克。

方三

【组成】吴茱萸12克、党参12克、干姜12克、大枣5克。

【适应证】脾胃虚寒呕吐，胃脘疼痛者。

方四

【组成】吴茱萸10克、生姜10克、木香6克（后下）、砂仁12克、陈皮30克、法半夏12克、薤白12克。

【适应证】上腹痛，腹鸣，流清涎，口淡眩晕，舌湿润等胃寒痛证。

方五

【组成】川楝子12克、白芍12克、阿胶12克（烊服）、龟板12克、茜草根12克、海螵蛸30克、熟地黄12克、延胡索12克。

【适应证】胃痛，嗳酸，饥不欲食，大便黑等胃痛（溃疡）证。

注：因胃热或饮食停滞作痛者勿用。

方六

【组成】木香10克（后下）、鸡内金10克、莱菔子10克、神曲12克、黄连6克、枳壳12克、法半夏12克。

【适应证】上下腹痛，吞腐嗳酸，呕吐宿食，大便结或粗烂，舌黄腻等伤食胃痛证。

方七

【组成】川楝子12克、延胡索12克、白芍12克、甘草6克、海螵蛸30克、熟地黄30克、龟板胶12克（后下）、赤石脂30克、九香虫12克。

【适应证】消化性溃疡，不兼其他胃肠疾病者。

方八

【组成】当归30克、白芍30克、香附12克、丹参30克、沉香6克（后下）、郁金12克、佛手12克、延胡索12克。

【适应证】心胃气痛，痛时喜按，因情志抑郁而发病，亦可以用于大腹及下腹作痛。

方九

【组成】木香10克（后下）、砂仁12克、枳壳12克、厚朴10克（后下）、香附12克、当归12克、白芍12克、莱菔子12克。

【适应证】胃中气滞，上腹作痛，其痛如绞，嗳气则痛减，大便就绞痛亦可以用。

方十

【组成】栀子30克、香附10克、川芎6克。

【适应证】肝经郁火犯胃作痛。

方十一

【组成】高良姜10克、香附12克。

【适应证】胃寒气滞作痛。

## 三、泄泻方

方一

【组成】木香10克（后下）、川黄连10克、当归12克、白芍12克、升麻10克、葛根30克、锦地罗12克、北紫草30克、绵茵陈12克、白头翁12克。

【适应证】里急后重，大便日下数次，数十次，色红或白，量不多，尿黄，舌湿黄腻，脉数等湿热下利证。

【加减法】初起一二日如有发热可去当归，加大黄12克（后下），枳实12克，四五日后下痢未止，照原方加麦芽30克；如血多加地榆炭10克，六七日未止加乌梅肉6克。

方二

【组成】升麻10克、葛根30克、木香10克（后下）、川黄连6克、当归12克、黄芩12克、锦地罗12克、绵茵陈12克、白头翁12克、鸦胆子12克。

【适应证】泄泻，下痢次数重者十余次，腹中雷鸣下痢，完谷不化，色黑便血，黑色后重，发热，作渴，苔黄等湿热泄泻证。

【加减法】下痢血多者加地榆12克、槐花炭12克。

方三

【组成】怀山药12克、扁豆12克、茯苓12克、厚朴12克（后下）、白术12克、白芍12克、谷芽30克、麦芽30克、僵蚕10克、鸡蛋花12克、鸡内金12克。

【适应证】日泄泻十余次，水样，量多，面色淡白，胃纳差等脾虚泄泻证。

【加减法】腹痛加绵茵陈10克，泻下重者加升麻10克、葛根30克，此外全蝎6克可代僵蚕。

方四

【组成】苍术10克、陈皮6克、厚朴10克（后下）、甘草6克、绵茵陈12克、金银花12克、茯苓12克、扁豆12克、谷芽30克、麦芽30克。

【适应证】泄泻，肛门灼热，大便湿，量少等湿热下注证。

方五

【组成】苍术10克、陈皮6克、厚朴10克（后下）、甘草30克、白术12克、茯苓12克、泽泻30克、猪苓30克、肉桂10克（后下）。

【适应证】泄泻，腹鸣痛，苔白，口不渴者，因伤湿冷，或饮食不适引起者等湿泻证。

方六

【组成】葛根30克、黄芩10克、黄连6克、甘草6克、木通6克、猪苓30克、泽泻30克。

【适应证】泄泻，口渴，发热，腹痛不鸣，苔黄，脉数等热泻证。

方七

【组成】法半夏10克、黄芩10克、川黄连10克、干姜10克、甘草10克、大枣10枚。

【适应证】腹中雷鸣下利，完谷不化，发热，口渴，腹不痛，苔黄，脉数等热泻肠鸣证。

此方名甘草泻白汤，若兼有呕者加人参名半夏泻心汤，兼有噫气者加生姜名生姜泻心汤。

方八

【组成】怀山药30克、白芍12克、甘草6克、滑石30克、猪苓12克、泽泻30克、川黄连10克、木瓜30克、花旗参6克。

【适应证】热泻伤津，大渴引饮，舌干黄，尿少脉数等热泻伤津证。

方九

【组成】党参30克、白术30克、干姜10克、炙甘草6克。

【适应证】腹鸣泄泻，口干欲饮，面色唇舌均白等中气虚寒泄泻证。

方十

【组成】赤石脂30克、干姜10克、白术30克、党参30克。

【适应证】泄泻不能禁制，唇舌淡白，脉虚等滑泄证。

方十一

【组成】苍术10克、陈皮30克、厚朴10克（后下）、甘草30克、白术10克、茯苓10克、法半夏10克、白芍12克、香附12克、砂仁12克、神曲10克。

【适应证】泻而胃纳差，腹满，苔薄黄等滞泻证。

方十二

【组成】补骨脂30克、豆蔻10克、吴茱萸6克、五味子10克。

【适应证】五更泄泻，小便清白，腰腹不暖的五更泄泻证。

方十三

【组成】苍术10克、陈皮30克、厚朴10克、甘草30克、茯苓12克、猪苓

12克、泽泻12克、木香6克（后下）、川黄连6克、槟榔10克。

【适应证】泄泻，腹痛，兼有里急后重及脓血黏者等泄泻兼滞下证。

方十四

【组成】赤石脂30克、干姜12克、粳米30克。

【适应证】泄泻不能禁制，舌白，纳呆者等滑泄兼滞下。

## 四、呕吐方

方一

【组成】藿香10克（后下）、紫苏叶10克（后下）、白芷6克、白术12克、陈皮6克、法半夏12克、茯苓12克、甘草6克、厚朴6克（后下）、桔梗12克、大腹皮12克。

【适应证】吐泻，胸膈满闷，舌白润，发热恶寒，头痛等外感风寒，内伤饮食吐泻证。

方二

【组成】蚕沙10克、川黄连10克、吴茱萸30克、薏苡仁30克、茯苓12克、木瓜10克、黄芩10克、黑栀子12克、法半夏12克、通草6克。

【适应证】呕吐腹痛，舌黄，口渴，重则抽筋等湿热呕吐证。

方三

【组成】北柴胡10克、木通10克、泽泻30克、神曲10克、木香10克（后下）、茶叶30克、苍术12克、羌活12克。

【适应证】呕吐腹痛，发热恶寒，舌苔白润等咸寒食滞，呕吐作痛证。

## 五、大腹痛方

方一

【组成】附子30克、法半夏12克、粳米30克、甘草6克、大枣10枚。

【适应证】腹中雷鸣切痛，呕吐，脉沉迟，舌淡唇白。

方二

【组成】川椒6克、干姜10克、党参10克、吴茱萸6克、白芍30克。

【适应证】腹中绞痛，面淡白遇寒则发作，脉迟沉。

方三

【组成】大黄10克、厚朴12克（后下）、枳实12克。

【适应证】腹中满痛，大便秘结脉实者。

方四

【组成】乌梅8个、当归12克、细辛6克、川黄连10克、干姜6克、附子12克、黄柏6克、人参6克、川椒10克、桂枝6克、使君子12克。

【适应证】大腹作痛，时轻时重，大便检查有蛔虫。

## 六、小腹痛方

方一

【组成】川芎6克、当归12克、白芍12克、白术12克、茯苓12克、泽泻12克。

【适应证】血气不调，湿气阻滞，小腹作痛，妇人更佳。

方二

【组成】小茴香10克、川楝子10克、木香10克（后下）、天台乌药10克、香附12克、吴茱萸6克、白芍30克、当归12克、荔枝核30克、黄皮核12克。

【适应证】小腹作痛，痛时有形突起者，睾丸疝痛亦可使用。

## 七、大便下血方

方一

【组成】槐花30克、地榆30克、枳壳12克、白芍12克、甘草6克。

【适应证】一般痔疮出血。

方二

【组成】党参12克、白术12克、黄芪12克、甘草10克、升麻12克、北柴胡12克、当归12克、陈皮6克、赤石脂30克、地榆12克、槐花12克。

【适应证】气虚便血，面白脉细，舌淡，头晕，脱肛。

## 八、虚人气虚便秘方

【组成】北柴胡12克、升麻6克、当归12克、陈皮6克、黄芪12克、党参12克、白术12克、炙甘草6克、大黄6克（后下）。

【适应证】虚人气虚大便难出者，腹满不适等。

【加减法】党参可易人参6克（另煎），并可加火麻仁30克、肉苁蓉15克等药。此方亦可以用于妊娠便秘者。

## 九、黄疸方

【组成】白术12克、茯苓12克、猪苓12克、泽泻12克、茵陈30克、木通10克、栀子12克、龙胆草10克、鸡骨草30克、生薏苡仁30克、川厚朴10克（后下）、淡竹叶10克。

【适应证】两目发黄及全身发黄，尿黄等证。

【加减法】大便秘结者加12克（后下）；肝区作痛者加延胡索12克、川楝子

12克；口苦者加黄柏10克。

## 十、肝郁胁痛方

方一

【组成】北柴胡10克、白芍12克、枳壳12克、炙甘草6克、党参12克、川芎6克、当归12克、延胡索12克、香附12克。

【适应证】两胁作痛，头晕目眩。

方二

【组成】北柴胡12克、白芍12克、枳实12克、甘草10克、黄芩10克、大黄12克（后下）、栀子12克、连翘12克、川楝子12克、生地黄12克、泽泻12克、龙胆草12克。

【适应证】两胁灼热作痛，脉弦数，但无头晕目眩。

【加减法】兼胸痹者加郁金12克、延胡索12克、香附12克、夏枯草30克等。

## 十一、肝火方

【组成】独脚金10克、白芍12克、菊花12克、僵蚕12克、夏枯草30克、象牙丝（现已禁用）12克、蒺藜12克、雪梨干30克。

【适应证】容易发怒，善哭啼，咬人，眼蓝等证。

## 十二、夏季热方

【组成】党参12克、怀山药12克、石斛12克、龟板12克、知母12克、桑寄生30克、白芍12克、黄芩10克、石膏30克。

【适应证】发热久不退，汗多，口渴，尿多，胃纳呆。

【加减法】党参可改为高丽参6克（另煎），此方退虚热、疳积发热。

## 十三、寒热疟疾方

【组成】北柴胡12克、黄芩10克、党参12克、法半夏12克、生姜12克、大枣10枚、炙甘草6克、草果6克、常山6克、槟榔12克、走马胎30克、威灵仙12克。

【适应证】先寒后热或先热后寒，发作定时，脉弦。

## 十四、水臌方（肝硬化腹水）

### （一）水臌实证

方一

【组成】黑豆末6克（冲服）、莱菔子30克、龙胆草6克、青皮10克、商陆30克、三棱30克、大腹皮30克、石韦30克、滑石30克、葶苈子30克、大枣8枚。

【适应证】腹胀足肿，或阴部肿，腹部露青筋，尿短赤，腹不泻，胃口尚好，无心悸无出血者。

【加减法】服本方泻水不够，腹胀不减，胃气尚好，可酌加甘遂末6克（冲服）；泻时腹痛重者加木香10克（后下）、沉香6克、大枣10枚；泻后神倦者去甘遂或黑豆加量；纳呆者加麦芽30克；胁痛口燥者丝瓜络30克、桑枝30克、川楝子30克；胁痛而口淡者加吴茱萸10克；腹胀重者加尖槟榔30克、厚朴10克（后下）；夜梦烦躁口干涸舌红者加麦冬30克、白茅根30克。神气体倦者加参须10克、黄芪30克，腹露青筋加者僵蚕30克。

方二

【组成】甘遂30克、大戟30克、芫花30克、尖槟榔30克、大黄30克、黑豆12克、黄连30克、木香30克、乌梅30克、青皮30克、陈皮30克、轻粉30克，共研末为丸，每服30克，每日服2次，用大枣10枚，煎水送服。

【适应证】功用与上组成同。

### （二）水臌虚证

【组成】参须12克、茯苓12克、白术12克、枳实12克、青皮10克、木瓜30克、商陆30克、川楝子30克、三棱30克、当归30克、大腹皮30克、木香10克、鳖甲30克。

【适应证】本方对水臌虚证而用，泻后水未尽消，而精神欠佳，胃口干，或心悸头晕，或服泻剂后，不宜连服峻攻者。

## 十五、胁痛方

方一

【组成】姜黄6克、枳壳12克、甘草6克、肉桂30克（后下）。

【适应证】右胁作痛，因寒滞络而致者。

方二

【组成】北柴胡12克、白芍12克、枳壳12克、甘草10克、香附12克、陈皮6克、川芎30克、青皮6克。

【适应证】左胁作痛，因肝郁而起者。

方三

【组成】吴茱萸30克、川黄连10克、栀子10克、郁金12克、木香10克、白芍30克、桃红30克、川楝子12克。

【适应证】肝经郁火而两胁部作痛，口苦舌黄，脉弦数。

# 第三节　泌尿系统疾患方

## 一、乳糜尿方

方一

【组成】天冬30克、麦冬30克、阿胶30克（烊服）、生地黄30克、熟地黄30克、茯苓12克、泽泻12克、石韦30克、杜仲12克、牛膝10克、桑螵蛸10克。

【适应证】小便乳白色如米泔水样，并有沉渣或有块状物排出，或小便有血，面色苍白或黄，神倦，不思饮食，无发热。

方二

【组成】阿胶12克（烊服）、龟板胶12克（烊服）、生地黄12克、熟地黄12克、天冬12克、麦冬12克、杜仲12克、牛膝12克、石韦30克、桑螵蛸10克。

【适应证】小便乳白色有沉渣或排出块状物，或混有血液，消瘦，食欲不振，面色苍白，无发热，神倦，舌涩一般，脉弱。

方三

【组成】怀山药30克、莲子30克、芡实30克、茯苓30克、黄芪30克、党参12克、大枣10枚。

【适应证】尿下乳糜，重则乳猪膏状，其人疲倦，面色苍白，或兼足踝浮肿。

## 二、肾结石方

【组成】怀山药30克、桑螵蛸10克、石韦30克、木通10克、车前草12克、牛膝10克、香附12克、泽泻12克、金钱草30克。

【适应证】两腰痛，轻叩击痛，转侧屈腰困难，尿频、色赤黄，小便刺痛，舌白腻或微黄。

## 三、膀胱炎方

方一

【组成】生地黄12克、木通10克、车前草10克、甘草6克、生薏苡仁30克、滑石30克、猪苓30克、泽泻30克、海金沙10克、淡竹叶12克。

【适应证】面略浮肿，作渴，唇红，尿黄者，舌赤苔黄腻。亦可用于肾盂肾炎。

【加减法】阴虚可合用六味地黄丸。

方二

【组成】山茱萸10克、生地黄12克、猪苓12克、泽泻30克、黄柏6克、白茅根30克、怀山药12克、血竭末30克（冲服）。

【适应证】小便频数而短，刺痛，微热。

方三

【组成】栀子10克、甘草6克、当归尾10克、赤芍30克、赤茯苓30克、川楝子10克、龙胆草10克、海金沙10克。

【适应证】小便频急量少，尿黄，尿道作痛。

方四

【组成】赤石脂30克、禹余粮30克。

【适应证】小便数而欠，尿道作痛，病起已久者。

方五

【组成】生地黄30克、木通10克、甘草6克、淡竹叶10克、滑石30克、栀子10克。

【适应证】淋沥舌赤者。

# 四、急性肾炎方（水肿）

方一

【组成】茯苓皮30克、陈皮30克、生姜皮10克、桑白皮30克、大腹皮30克。

【适应证】急性肾炎水肿。

方二

【组成】浮萍10克、麻黄6克、苦杏仁10克、泽泻30克、茯苓皮30克、猪苓30克、薏苡仁30克、枳壳12克、莱菔子12克、川厚朴12克（后下）。

【适应证】急性肾炎，肚腹肿满重者。

方三

【组成】茯苓皮30克、大腹皮30克、桑白皮30克、姜皮6克、陈皮10克、五加皮30克、商陆30克、黑豆30克。

【适应证】急性肾炎，初起面目浮肿，渐至脚肿，以致全身浮肿，腹胀或阴部肿，舌白滑或微黄，尿短赤，尿常规可见蛋白、红细胞或白细胞、上皮细胞等。

【加减法】如发热脉浮数加浮萍10克，连翘10克；咳嗽加前胡10克，苦杏仁12克；气喘加麻黄6克，紫苏子12克；腹胸胀满加川厚朴10克（后下）、枳壳12克；便秘加秦艽30克、郁李仁30克；便溏滞加山楂30克、麦芽30克；面目肿胀加羌活10克、紫苏子10克；舌干口燥去姜皮加花粉12克；渴重加石膏30克；尿赤重去姜皮、黑豆，加灯心草1克、淡栀子30克、淡竹叶10克；有呕血或吐血或便血者去黑豆。

方四

【组成】土茯苓6克、生薏苡仁30克、怀山药30克、生地黄30克、莲子30克、芡实30克、参须10克（可党参代替）煎水送服六味地黄丸。

【适应证】急性肾炎善后，浮肿消退，肾功能未恢复，尿常规可见蛋白红细胞等。

## 五、慢性肾炎水肿方

### （一）慢性肾炎

【组成】茯苓30克、麦冬12克、泽泻30克、白术12克、紫苏叶12克、木瓜30克、尖槟榔12克、桑白皮30克、陈皮30克、大腹皮30克、砂仁12克、木香10克（后下）、灯心草1克。

【适应证】面目浮肿，腹胀重，尿短，舌白滑或微红。此方为慢性肾炎通用方。

【加减法】气促，神倦，肢体软者加陈皮12克、生地黄12克；口苦加黄柏10克，头晕加肉桂心30克（后下）；头痛口淡去麦冬加吴茱萸10克。

### （二）阴亏性慢性肾炎水肿

【组成】猪苓30克、茯苓30克、滑石30克、泽泻12克、阿胶12克（烊服）、怀山药12克、生地黄12克、牡丹皮10克、山茱萸12克。

【适应证】面目及肢体浮肿，腹微胀，口燥渴，心烦，不安眠，尿短而赤，舌质全红或边尖红，脉沉数细。

【加减法】夜梦多加麦冬12克；舌黄口苦加黄柏6克；头痛加石决明30克、牛膝30克；神疲倦加党参12克；胃纳差加谷芽30克；心悸加龙齿30克；头晕加乌豆衣30克、何首乌30克；腹泻去生地黄，加牡蛎30克。

## （三）阳虚性慢性肾炎水肿

【组成】附子12克、干姜10克、茯苓皮30克、川木瓜30克、木香10克（后下）、白术30克、甘草6克、川厚朴12克（后下）、大腹皮30克、肉桂心30克（后下）、川椒12克（后下）。

【适应证】全身水肿或经日久服攻泻过多，屡消屡肿或泻而肿不消，颜面唇青白，口淡，神疲倦，体软，足冷，食呆，尿少，舌白，脉迟弱沉。

## （四）阴阳两虚性慢性肾炎水肿

【组成】附子30克、牛膝30克、肉桂30克（后下）、车前草30克、熟地黄30克、怀山药12克、茯苓30克、泽泻30克、牡丹皮10克、山茱萸12克。

【适应证】全身轻度浮肿或中度浮肿，腰膝无力，或肢体冷，尿少，头晕，口淡，舌白或淡红，脉沉细弱。

## （五）气血两虚慢性肾炎水肿

【组成】党参30克、白术12克、茯苓12克、炙甘草6克、川芎30克、当归30克、熟地黄30克、白芍12克、黄芪30克、肉桂30克（后下）、诃子12克、阿胶12克（烊服）。

【适应证】颜面唇舌淡白，神疲气馁，肢体软弱，眩晕心慌，气短，自汗，盗汗，脉虚弱。

## （六）慢性肾炎善后

【组成】怀山药30克、莲子30克、芡实30克、扁豆衣12克、乌豆衣15克、肉苁蓉30克、莲须12克、参须12克、玉米须12克、大枣8枚。

【适应证】水肿消没，肾功能未复正常，尚有蛋白或管型不定。而脏腑燥，并可用此方药物送服六味地黄丸。

### （七）肾炎水肿实证

方一

【组成】尖槟榔、秦艽、木通、商陆、大腹皮、羌活、茯苓皮、郁李仁、川椒、赤小豆、姜皮各30克。

方二

【适应证】慢性肾炎水肿急性发作，周身浮肿，腹胀，二便少，精神、胃口尚佳，舌不红口不干渴，脉不弱者。

肾炎水肿实证

【组成】黑豆末6克（冲服）、莱菔子30克、龙胆草6克、青皮10克、商陆30克、三棱30克、大腹皮30克、石韦30克、滑石30克、葶苈子30克、大枣8枚。

【适应证】服方一泻水不够，浮肿不大消而神气胃口充沛者，可用此方3～15克，以泻为度。


## 六、尿频方

【组成】怀山药30克、熟地黄12克、山茱萸10克、芡实30克、莲子30克、黄芪30克、党参12克、巴戟天12克、锁阳12克。

【适应证】尿频，日夜共二十余次，量一般，质常，舌黄，因肾虚引起者。


## 七、遗尿方

【组成】山茱萸12克、金樱子12克、覆盆子12克、五味子12克、菟丝子12克、怀山药30克。

【适应证】小孩夜间遗尿，也可以用于成年人。

## 八、癃闭方

方一

【组成】党参30克、炙甘草10克、白术10克、当归12克、陈皮30克、黄芪30克、升麻10克、北柴胡6克。

【适应证】气虚脉弱，小便不出。

方二

【组成】田螺8个、连翘适量捣烂，加麝香0.15克再捣烂，敷于脐中，用布包扎固定，约数小时后可排尿。

【适应证】癃闭外治法。

方三

【组成】当归尾10克、栀子10克、龙胆草10克、川楝子12克、赤芍30克、土茯苓30克、沙牛30克（冲服）、海金沙12克、蜂房6克。

【适应证】湿热尿闭，舌黄，口干，脉数。

## 九、下消方

【组成】熟地黄30克、山茱萸12克、怀山药30克、牡丹皮6克、云苓12克、泽泻30克、阿胶12克（烊服）、芡实30克、黄芪30克、莲子30克。

【适应证】消瘦，疲倦，舌干口渴，尿多。

【加减法】大便结加肉苁蓉30克；胃纳呆去阿胶加鸡内金12克；舌红口燥加玄参30克、麦冬12克；头晕肢冷脉迟弱加附子30克、肉桂心10克（后下）。

## 十、阳虚水肿方

【组成】附子6克、干姜30克、炙甘草30克、白术30克、茯苓30克、生姜30克、黄芪30克、党参30克。

【适应证】脉数细欲绝，头面四肢肿，小便短少。舌淡白，食欲不振，四肢冷厥，发瘀色者。注意：此方最适应用于阳气将脱之水肿。

## 十一、气虚水肿方

【组成】党参30克、白术12克、茯苓30克、猪苓12克、生姜30克、川厚朴10克（后下）。

【适应证】一般气虚水肿，面色白舌淡，脉无力，尿常规无蛋白，肾功能正常者。

## 十二、营养不良性水肿方

【组成】当归30克、川芎10克、白术12克、茯苓皮30克、大枣10枚、大腹皮30克、陈皮30克、姜皮10克、桑白皮30克、川木瓜30克。

【适应证】面目四肢肿，脚重，腹胀或微胀，肢体倦怠，肌肉松弛，面白，肌肤麻痹，尿常规无特殊，舌白腻，脉细。

【加减法】大便结去白术；腹胀大便干加木香10克（后下）、厚朴10克（后下）；口淡不渴加吴茱萸10克；口干燥加党参30克；口苦加黄柏10克；神倦加黄芪30克。

# 第四节　心血管系统疾患方

## 一、高血压方

方一

【组成】石决明30克、夏枯草30克、象牙丝（现已禁用）30克、天麻10克、蒺藜30克、菊花12克、生地黄12克、玄参12克、白芍12克。

【适应证】头晕、痛，目眩，耳鸣，夜难入睡，多梦，足浮肿，易怒，脉弦等。

方二

【组成】杜仲30克、龙骨30克、续断12克、狗脊30克、蕲艾10克、何首乌30克、白芍12克、枸杞12克、桑寄生30克。

【适应证】心悸，头晕目眩，耳鸣，腰酸。

方三

【组成】川芎6克、当归12克、白芍12克、玉竹12克、玄参30克、糯稻根30克、肉苁蓉30克、石决明30克、象牙丝（现已禁用）30克。

【适应证】头晕目眩，大便硬结，作渴等。体虚而血压偏高者。

## 二、头痛方

方一

【组成】当归12克、桂枝10克、白芍12克、细辛6克、大枣8枚、甘草6克、通草10克、川芎30克、白芷12克。

【适应证】头晕刺痛而冷，或手足厥寒，也可以用于寒入经络，以致腰痛、腿痛等疼痛。

方二

【组成】蒺藜12克、蔓荆子12克、菊花12克、冬桑叶10克、银柴胡12克、甘草6克、白芷6克、石决明30克。

【适应证】头刺痛，属风热者。

方三

【组成】石决明30克、淡竹叶10克、蒺藜12克、辛夷花12克、藁本10克、菊花12克、川芎6克、当归10克、白芷6克、蚕沙30克、僵蚕10克。

【适应证】头痛或偏头痛，口苦或口淡，脉弦细等血虚风火之头痛。

方四

【组成】龙骨30克、牡蛎30克、石决明30克、菊花12克、牡蛎30克、生地黄12克、牡丹皮10克、泽泻30克、茯苓10克、白芍30克、象牙丝（现已禁用）12克、女贞子30克。

【适应证】头痛或有箍痛感，面赤，口燥多梦，脉弦之肝阳上亢头痛。

【加减法】梦多加麦冬30克，口苦加黄芩10克，足浮肿加杜仲12克，尿多去泽泻，头晕加山茱萸12克、当归12克。

## 三、眩晕方

方一

【组成】当归10克、川芎6克、白芷6克、天麻12克、甘草6克。

【适应证】头晕目眩，血压正常。

方二

【组成】阿胶12克（后下）、生地黄30克、麻仁30克、麦冬30克、白芍

30克、龟板30克、鳖甲30克、牡蛎30克、夏枯草30克、牛膝30克。

【适应证】头晕，舌深红无苔，脉弦实。

方三

【组成】当归12克、川芎6克、白芷6克、白术12克、甘草6克、党参30克、黄芪30克、白芍12克。

【适应证】头晕目眩，面色唇舌均淡，脉虚。

方四

【组成】当归30克、桂枝12克、细辛6克、炙甘草6克、白芍12克、大枣8枚、川芎6克。

【适应证】头晕面痛，面色唇舌均淡，脉虚。

方五

【组成】当归30克、川芎6克、熟地黄30克、白芍30克、黄芪12克、党参12克、枸杞12克、阿胶12克（烊服）、蕲艾10克、陈皮30克、菟丝子30克。

【适应证】凡劳神过度或食寒凉之品，或饥饿时头脑疼痛，痛时常常眩晕，其人面色苍白，脉细弱无力。

方六

【组成】吴茱萸12克、党参12克、生姜30克、大枣10枚、代赭石30克。

【适应证】头剧烈疼痛而晕重，喜温暖，得热则舒，时干呕，吐涎沫，面青白，舌面口淡，脉迟或弦细。

## 四、心源性水肿方

【组成】远志6克、益智仁30克、茯苓皮30克、肉桂心30克（后下）、熟附子30克、山茱萸12克、怀山药30克、泽泻12克、熟地黄30克、酸枣仁12克。

【适应证】初起脚肿起，渐至面目四肢肿，重则腹腰阴部均肿，气促心慌，稍动则气促更重，症重者唇色发绀，兼有咳嗽，尿短少，脉细数或结代脉。

【加减法】咳嗽加苦杏仁10克、川贝母10克；舌黄口苦加川黄连10克，烦渴多梦加麦冬30克、并减肉桂和附子之量；神倦形虚加党参30克（人参更佳）、黄芪30克；怔忡惊悸出汗加牡蛎30克、龙齿30克、浮小麦30克；气促心慌重加蛤蚧2条、高丽参6克、珍珠末10克（冲服）。

## 五、胸痛方

方一

【组成】当归30克、丹参30克、乳香6克、没药6克、香附12克、百合30克、桃仁30克。

【适应证】胸中痛，痛处不移，属于血滞者。

方二

【组成】当归30克、生地黄12克、川芎10克、红花6克、桃仁30克、甘草30克、桔梗10克、枳壳6克、北柴胡12克、赤芍12克、牛膝10克。

【适应证】血滞，胸胁作痛，痛处不移者。

方三

【组成】旋覆花30克、茜草根30克、薤白30克、郁金12克、桃仁12克、桑白皮30克、丹参30克、香附12克、百合12克。

【适应证】咳而胸中作痛，痛处不移，痰黏者。

## 六、心悸失眠方（神经衰弱）

【组成】党参12克、白术12克、黄芪12克、炙甘草10克、茯苓12克、远志30克、酸枣仁12克、当归30克、桂圆肉6克。

【适应证】心悸失眠，易疲倦，头痛健忘，记忆力差，胃纳呆，脉弱无力。

【加减法】若虚火盛，脉来鼓指，口干口苦者加白芍10克、阿胶10克（后下）、丹参30克、熟地黄12克。

# 第五节　外科疾患方

## 一、阑尾炎方

方一

【组成】川楝子12克、生薏苡仁30克、香附12克、冬瓜仁30克、桃仁12克、牡丹皮12克、金银花12克、黄芩10克。

【适应证】右下腹脐旁阑尾部疼痛，反跳痛，右足伸直亦痛。

【加减法】发热恶寒加青蒿10克（后下）、银柴胡12克、芦根30克；大便秘结者加大黄12克（后下）、芒硝6克（冲服）。

方二

【组成】川楝子12克、冬瓜仁15克、生薏苡仁15克、桃仁30克、金银花15克、牡丹皮12克、香附15克。

【适应证】右下腹脐旁阑尾部疼痛及反跳痛，右足伸直时亦痛。

【加减法】发热恶寒加青蒿6克（后下）、银柴胡12克、芦根30克、黄芩10克，便秘加大黄12克（后下）、芒硝12克（后下）。

## 二、阑尾脓肿方

方一

【组成】川楝子12克、桃仁12克、牡丹皮10克、冬瓜仁30克、延胡索12克、当归12克、没药6克、乳香6克、生薏苡仁30克、黄连6克。

【适应证】右下腹脐侧肿而痛，按之有包块，皮色如常。

【加减法】大便秘结加大黄12克（后下）、芒硝6克（冲服）；发热恶寒者加青蒿10克（后下）、银柴胡12克、芦根30克、黄芩10克。

方二

【组成】川楝子12克、桃仁15克、冬瓜仁30克、牡丹皮10克、生薏苡仁30克、延胡索15克、当归12克、川黄连10克、乳香6克、没药6克。

【适应证】右下腹脐侧睾丸肿痛，按之有包块，皮色如常，大便结硬，无热或低热。

## 三、胆囊炎方

【组成】北柴胡12克、白芍15克、龙胆草10克、玉竹30克、沙参15克、瓦楞子30克、川楝子12克、郁金12克、雪梨干30克、象牙丝（现已禁用）15克。

【适应证】肝区胀痛，痛彻至背，重者食下作呕，舌黄，脉滑，尿黄。

【加减法】尿黄眼黄，皮肤发黄加土茵陈12克、金钱草30克。

## 四、深部脓肿方

【组成】当归30克、桑寄生30克、皂角刺10克、川芎6克、黄连6克、木瓜15克、黄芪15克、没药6克、乳香6克。

【适应证】手足腹脓肿，患处按之硬实，且疼痛，皮色如常，不渴，脉迟。

## 五、睾丸肿痛方

方一

【组成】北柴胡12克、黄芩10克、知母12克、栀子12克、车前草12克、泽泻12克、生地黄12克、龙胆草12克、荔枝核12克。

【适应证】睾丸时痛时肿。

方二

【组成】川楝子12克、小茴香12克、荔枝核12克、牡丹皮10克、黄皮核12克、龙胆草10克、前胡12克、白芍12克、泽泻12克、佛手12克。

另山橙1个，黄皮核6克、佛手12克，协作治疗。

【适应证】睾丸红肿大，时作痛，走跳受影响，口干苦，痛引上腹或睾丸时大时小之疝气。妇女之疝气亦可治疗。

方三

【组成】白术12克、茯苓12克、猪苓12克、泽泻30克、木香12克、川楝子12克、海藻12克、昆布15克、荔枝核12克、黄皮核15克。

【适应证】睾丸肿痛或肾中肿痛均可用此方。

## 六、乳疮初起方

【组成】内服：银柴胡12克、莲房10克、香附6克、蒲公英30克、连翘10克、木通10克、黄芩10克、浙贝母12克。

外敷：生石膏30克、青黛6克、硼砂10克、大黄12克。

【适应证】乳疮初起，发热恶寒，乳部红肿痛，奶汁不通畅，舌微黄或白，脉浮数。

# 七、乳房结块作痛方

【组成】全瓜蒌15克、川贝母10克、蒲公英30克、甘草6克、白芷10克、连翘12克、没药6克。

【适应证】单侧或双侧乳房内结块肿痛难忍，推之结块可动。或可用于月经前乳房内结块，或用于哺乳期之乳痛。

# 八、外科后遗症方

## （一）术后盗汗

【组成】当归30克、黄芪15克、党参15克、白术12克、牡蛎30克、小麦30克、麻黄根15克、炙甘草6克。

【适应证】术后盗汗，精神疲倦，怕风，面色淡白，动则气喘，手足无力。

## （二）术后感冒

【组成】银柴胡12克、薄荷6克（后下）、芦根15克、黄芩10克、甘草6克、连翘10克、苦杏仁10克、蔓荆子12克、枇杷叶10克。

【适应证】发热恶寒，头刺，背痛，微咳。

## （三）术后纳差

【组成】木香10克（后下）、砂仁10克、陈皮10克、当归12克、鸡内金12克、建曲12克、黄芪12克、枳壳6克。

【适应证】术后食欲不振，饱胀不舒，疲倦。

## （四）术后四肢麻痹

【组成】黄芪15克、党参30克、当归30克、桂枝12克、川芎10克、僵蚕6克、白芍12克、桑寄生30克。

【适应证】术后四肢麻痹，无发热，脉缓。

## （五）术后疲倦

【组成】黄芪15克、当归15克、白术15克、党参15克、茯苓12克、川续断12克、桑寄生30克。

【适应证】术后疲倦无力，精神不振，脉缓。

## （六）术后血虚

【组成】川芎6克、当归15克、白芍12克、熟地黄15克、天麻10克、党参12克、黄芪30克、阿胶12克（烊服）、白术12克。

【适应证】手术后眩晕，耳鸣，面色淡白，疲倦，四肢无力，怕风，脉细缓。

# 第六节　皮肤科疾患方

## 一、风疹方

方一

【组成】蕲蛇12克、白鲜皮12克、生地黄12克、当归12克、赤芍12克、土茯苓12克、蒲公英12克、龙骨30克、川黄连6克、蝉蜕10克、阿胶12克（烊服）。

【适应证】风疹瘙痒，全身或局部起粟粒状红疹。

方二

【组成】甘草6克、茯苓皮30克、蒺藜12克、浮萍12克、皂角刺12克、海桐皮12克、胡麻仁30克。

【适应证】遍发风疹，无定处，红肿痒，搔之即起呈粒或块状。

【加减法】血虚头晕加当归12克并去浮萍，风疹红者加连翘10克、赤芍12克。

方三

【组成】当归15克、川芎10克、赤芍12克、黄芪15克、生地黄30克、蝉蜕10克、蒺藜30克、甘草10克、胡麻仁30克、乌梢蛇12克。

【适应证】风疹屡发不愈，或遇风即发者。

【加减法】顽固者加杜仲30克、龟板30克、牡蛎30克。

方四

【组成】白鲜皮12克、蕲蛇12克、土茯苓30克、阿胶12克（后下）、生地黄12克、当归12克、龙骨30克、赤芍12克、蝉蜕12克、浮萍10克。

【适应证】风疹时发1～2次，瘙痒，久不愈者。

方五

【组成】蕲蛇12克、白鲜皮12克、生地黄12克、白芍12克、蒲公英15克、紫花地丁10克、牡丹皮10克、川黄连10克、当归12克。

【适应证】全身各处或局部遍发粟粒状红疹，顽痒，患部有微热，入夜尤重。

## 二、湿毒方

方一

【组成】蕲蛇12克、白鲜皮12克、土茯苓30克、蒲公英12克、生地黄12克、川黄连10克、金银花12克、连翘10克、当归12克、阿胶12克（后下）、荆芥6克（后下）。

【适应证】全身糜烂，流黄水，黄水流经之处即皮肤溃烂、瘙痒，日久不愈。

方二

【组成】蕲蛇12克、白鲜皮12克、土茯苓12克、阿胶12克（后下）、当归12克、川黄连10克、生地黄12克、荆芥6克（后下）、金银花12克、蒲公英15克。

【适应证】全身或局部糜烂流黄水，黄水流之处即皮肤溃烂、瘙痒，绵绵数月或数十天。

## 三、痄腮方

方一

【组成】甘草6克、桔梗12克、连翘12克、金银花12克、夏枯草12克、蒲公英12克、板蓝根12克、川黄连10克、浙贝母12克、薄荷6克（后下）、荆芥6克（后下）、黄芩10克。

【适应证】腮红肿发热，耳痛，脉浮数等证。

【加减法】咽喉疼痛者可应用马勃10克、玄参12克、牛膝10克、牛蒡子12克等药。

方二

【组成】板蓝根30克、连翘12克、牛膝12克、夏枯草30克、甘草30克、玄参30克、升麻6克、北柴胡12克、僵蚕30克。

【适应证】腮肿痛发热。

方三

【组成】黄芩10克、川黄连10克、牛蒡子10克、马勃10克、连翘10克、玄参12克、甘草30克、薄荷6克（后下）、升麻6克、北柴胡12克、桔梗12克、板蓝根30克。

【适应证】腮红肿热痛，发热恶寒，脉浮数。


# 四、疗疮方

方一

【组成】银柴胡12克、芦根30克、川黄连6克、金银花12克、连翘12克、浙贝母12克、紫花地丁6克、蒲公英30克、山慈菇12克、枇杷叶12克。

【适应证】发热恶寒，生疗疮者。

方二

【组成】青蒿6克（后下）、防风10克、连翘12克、金银花12克、川黄连10克、当归12克、白芍12克、蒲公英30克、太子参10克、甘草10克。

【适应证】疮痈肿毒，赤肿，属于湿热火毒者。

方三

【组成】当归12克、白芍12克、生地黄12克、党参12克、黄芪12克、川黄连10克、蒲公英30克、连翘12克、防风10克。

【适应证】疮痛肿毒，久不愈成虚者。

# 五、小儿头疮方

方一

【组成】夏枯草30克、连翘10克。

【适应证】平素体气壮实，舌黄尿赤，疮红作痛。

方二

【组成】当归30克、黄芪12克。

【适应证】平时体气虚弱，面色淡白，其疮不痛者。

# 第七节　妇产科疾患方

## 一、妇科方

### （一）阴部瘙痒

【组成】蛇床子30克、紫苏叶30克、金银花12克、地肤子30克、枯矾12克。

【适应证】妇女阴部瘙痒不止者。

【用法】上五味药煎水熏洗患部，不入口。

### （二）白带

方一

【组成】苍术12克、白术12克、怀山药30克、甘草6克、白芍12克、车前草30克、陈皮6克、北柴胡12克、黑荆芥12克。

【适应证】带下色血或淡黄，如涕如唾，连绵不断，面色㿠白，舌淡，脉缓细。

【加减法】如带过多，可加地榆、川萆薢；腰痛加杜仲、菟丝子；腹痛加蕲艾、香附。

方二

【组成】苍术12克、白术12克、怀山药30克、甘草6克、白芍12克、车前草30克、陈皮12克、北柴胡12克、黑荆芥6克、党参12克。

【适应证】带下色白，疲倦，面色苍黄，月经不调，阴部痒，舌淡，脉濡细。

【加减法】白带重者加地榆12克、川萆薢30克；黄带加黄柏10克，绵茵陈

12克；赤带加牡丹皮10克、生地黄12克。

方三

【组成】龟板30克、金樱子15克、牡蛎30克、黄柏10克、苍术10克、肉苁蓉30克、怀山药30克、海螵蛸15克、茜草根15克、小茴香10克。

【适应证】白带稠浓，脉细数。

### （三）月经痛经

【组成】川芎6克、当归12克、白芍12克、丹参30克、木香12克（后下）、延胡索12克、香附12克、天台乌药30克。

【适应证】肝郁气滞经痛，经期作痛。

### （四）月经干净后腹痛

【组成】当归12克、白芍12克、桑螵蛸10克、香附12克、阿胶12克（烊服）。

【适应证】月经干净后腹痛，余无不适。

### （五）月经前腹痛

【组成】当归12克、白芍12克、北柴胡12克、香附12克、郁金12克、黄芩10克、丹参30克、枳壳6克。

【适应证】月经前少腹痛，余无特殊。

### （六）月经过多

方一

【组成】赤石脂30克、蕲艾10克、阿胶12克（烊服）、禹余粮30克、续断12克、杜仲12克、棕榈炭12克、五味子12克。

【适应证】月经过多，十余日不止，头晕目眩，腰酸足软，面色淡白，脉细弱等证。

【加减法】气虚加黄芪；血虚加党参或人参；仙鹤草、莲须亦可随证加用。

方二

【组成】升麻10克、北柴胡12克、海螵蛸30克、茜草根12克、黄柏6克、地榆12克、白芍12克、当归12克。

【适应证】月经量多，少腹隐痛不适，由于肝郁气滞下陷者。

方三

【组成】赤石脂30克、禹余粮30克、蕲艾10克、续断12克、阿胶12克（烊服）、棕榈炭10克、莲须12克、五倍子12克、仙鹤草30克、党参12克。

【适应证】月经过多，十余日不止，或月来二次，头晕，疲倦，面色淡白，脉细。

方四

【组成】黄芪30克、党参30克、白术15克、炙甘草10克、熟地黄15克、陈皮6克、黑姜10克、地榆炭6克。

【适应证】同方三。

（七）崩漏

方一

【组成】黄芪30克、续断30克、怀山药30克、阿胶12克（烊服）、蕲艾10克、熟地黄30克、姜炭30克、黑荆芥10克、白术30克、炙甘草6克、侧柏叶30克。

【适应证】月经量多，来势汹涌或过时不止，头晕，肢体软，口干淡，面色白，肌肤冷，或掌心发热，脉细数无力。

【加减法】经血色淡加当归30克、川芎10克；肌肤冷、口淡者加附子30克；口苦掌心热加黄芩30克、白芍12克；血来过多，神气疲倦，心悸，出汗多欲脱者加人参5克。

方二

【组成】当归12克、川芎10克、白芍12克、熟地黄12克、阿胶12克（烊服）、蕲艾10克、炮姜10克、甘草6克。

【适应证】妇女肝气不调，月经过多者。

方三

【组成】海螵蛸30克、茜草根30克、香附10克、地榆12克、黄芩10克、白术12克、龟板30克、枳壳12克、黄芪30克、升麻10克、北柴胡12克、蕲艾10克。

【适应证】热郁冲任，月经过多，清气不升。

### （八）盆腔炎

【组成】北柴胡12克、白芍12克、枳壳12克、丹参30克、甘草6克、当归12克、穿山甲（已禁用）30克、皂角刺12克、黄芪12克、黄芩12克、香附12克。

【适应证】少腹硬满痛，按之两侧内有大小不等之包块，月经前后痛更显著。

## 二、产科方

### （一）妊娠恶阻

方一

【组成】当归15克、白芍30克、吴茱萸30克、法半夏15克、干姜15克、党参12克、紫苏子12克、左盘龙30克、白术15克、大枣10克、炙甘草6克。

【适应证】妊娠作呕，食后即吐，频吐清涎，口淡，头晕，舌润，脉弦滑。

方二

【组成】党参12克、白术12克、川芎6克、当归12克、生姜30克、法半夏12克、吴茱萸12克、干姜6克、饴糖30克。

【适应证】妊娠初期，呕吐涎沫或食物，口淡，脉滑等证。

方三

【组成】党参12克、白术12克、法半夏12克、炙甘草6克、生姜12克、蜂蜜30克。

【适应证】妊娠初期呕吐者。

【加减法】呕吐者可加吴茱萸12克，党参可改用人参6克。

### （二）妊娠贫血

【组成】川芎10克、当归12克、白芍12克、熟地黄12克、黄芪12克、党参12克、白术12克、炙甘草6克。

【适应证】妊娠面色淡白，头晕，疲倦，脉缓弱。

### （三）妊娠腹痛

方一

【组成】川芎10克、当归12克、白芍12克、黄芩10克、白术12克、茯苓12克、香附12克、益智仁10克。

【适应证】妊娠腹痛，脉滑或弦滑。

方二

【组成】当归30克、白芍12克、白术12克、泽泻12克、木香10克、川芎6克、茯苓12克、黄芩10克。

【适应证】妊娠腹中隐隐作痛。

### （四）胎漏

【组成】川芎6克、当归12克、熟地黄30克、白芍12克、蕲艾10克、阿胶12克（烊服）、续断12克、杜仲12克、白术12克、黄芩10克。

【适应证】妊娠足月，阴道流血，腹部不舒，欲作小产者。

## （五）催产

方一

【组成】川芎6克、当归12克、白芍12克、党参12克、牛膝10克、枳壳12克、黄芪30克、紫苏叶12克（后下）、大腹皮30克、甘草6克、肉苁蓉30克。

【适应证】妊娠足月或过期一月以上未产者，其他症状无特殊。

方二

【组成】黄芪6克、当归30克、龟板30克、血余炭10克、牛膝10克、肉苁蓉30克。

【适应证】子宫已破，流血，羊水破，但不能下产者，急用之。

方三

【组成】川芎6克、当归12克、菟丝子12克、蕲艾10克、川厚朴10克（后下）、甘草6克、羌活6克、枳壳12克、川贝母10克、白芍12克、蔓荆子12克。

【适应证】子宫收缩频，但宫缩无力，尚未作产者。

## （六）产前高血压

方一

【组成】杜仲12克、牛膝12克、桑寄生30克、白芍30克、北五味子12克、玉竹12克、夏枯草30克、石决明30克、何首乌12克。

【适应证】妊娠足月或过期未产，血压高，间有轻度头晕，或无其他不适，多梦难入睡，脉弦。

方二

【组成】杜仲15克、牛膝15克、桑寄生15克、白芍15克、北五味子6克、夏枯草15克、石决明30克、玉竹12克、何首乌15克。

【适应证】妊娠足月，或过期未产，血压高，间有轻度眩晕，多梦，脉数滑。

### （七）产后高血压

方一

【组成】杜仲12克、牛膝12克、玉竹12克、天麻12克、何首乌12克、白芍12克、麦冬12克、石决明30克、象牙丝（现已禁用）12克、北五味子6克、夏枯草30克、肉苁蓉30克。

【适应证】产后高血压，头涨晕，多梦，难睡，脉弦。

方二

【组成】杜仲30克、牛膝12克、玉竹12克、天麻12克、何首乌15克、石决明30克、白芍30克、象牙丝（现已禁用）15克、北五味子6克。

【适应证】产后高血压，头微晕，多梦或无梦，脉弦。

### （八）产后尿潴留

方一

【组成】山茱萸12克、怀山药12克、熟地黄12克、熟附子12克、泽泻12克、茯苓12克、牡丹皮6克、牛膝10克、车前草12克、肉桂心12克（焗服）、黄芪30克。

【适应证】产后小便不利，下腹胀或有尿意而无力排出者。

方二

【组成】银柴胡12克、芦根30克、黄芩10克、连翘10克、金银花12克、通草10克、滑石15克、甘草10克、党参12克、大枣10枚。

【适应证】产后微恶热，下腹胀，小便不通无力排出，舌白，脉数。

方三

【组成】山茱萸10克、怀山药15克、茯苓12克、牡丹皮10克、熟地黄12克、泽泻15克、附子12克、肉桂30克（后下）、牛膝10克、车前草12克、猪苓12克、黄芪30克。

【适应证】产后术后小便不通，下腹胀或有尿意而无力排出，口不渴，无发热，舌润，脉缓无力。

### （九）催乳

【组成】黄芪12克、当归12克、木通10克、王不留行12克、白芷12克、猪手2只。

【适应证】产后乳汁稀少，或无乳汁者。

### （十）回乳

【组成】炒麦芽30克。

【适应证】乳腺炎，产后回乳。

### （十一）乳痈（乳腺炎）

【组成】银柴胡12克、莲房10克、香附12克、蒲公英12克、连翘10克、木通10克、黄芩10克、浙贝母12克、金银花12克。

【适应证】乳房红肿热痛，乳汁不畅，恶寒发热，脉浮数，舌微黄。

【外用】三黄散（大黄、黄连、黄柏），菊花叶捣烂取汁调散敷其患处。

### （十二）产后瘀血内阻

【组成】当归30克、川芎10克、桃仁24粒、黑姜12克、炙甘草12克。

【适应证】产后恶露不行，少腹痛之证。

### （十三）产后足癣

【组成】川芎6克、当归30克、黄芪30克、地龙12克、川续断12克、白芍12克、杜仲12克、熟地黄15克、蚕沙10克、桑寄生30克。

【适应证】产后两足麻痹，无力，脉细，舌一般。

### （十四）产后便秘

【组成】党参15克、黄芪12克、白术12克、炙甘草6克、当归12克、陈皮12克、升麻10克、北柴胡12克、大黄12克（后下）、芒硝6克（后下）。

【适应证】产后或术后5～10日无大便，腹无痛，胃口好，舌无苔，微热，脉弱。

### （十五）产后头晕

【组成】川芎10克、当归12克、白芍12克、熟地黄12克、黄芪12克、何首乌15克、蕲艾10克、天麻10克。

【适应证】产后或术后头晕目眩，耳鸣，面色淡白，脉细。

### （十六）产后浮肿

【组成】初生鼠约10只，酒500克，浸至不臭为度，用时将酒炖熟，每次饮25克。

【适应证】产后浮肿，头面足肿者。

# 第八节 儿科疾患方

## 一、麻疹方

### （一）第一期

【组成】薄荷6克（后下）、冬桑叶12克、菊花12克、桔梗12克、连翘10克、金银花12克、苦杏仁10克、枇杷叶12克、川贝母12克。

【适应证】发热，夜热早退，恶寒，涕多，咳嗽，痰多，眼睑红，眼睑浮肿，神倦思睡，唇干赤，大便烂，口渴，苔白微黄，脉浮数，指纹紫。

【加减法】热重者加黄芩10克、芦根30克；鼻塞者加淡豆豉10克。

### （二）第二期

【组成】升麻6克、葛根30克、丝瓜络12克、蝉蜕6克、桔梗12克、冬桑叶12克。

【适应证】发热，流眼泪，流涕，喷嚏，耳后、发际、面部及全身隐现稀疏麻点。

【加减法】热重者加黄芩10克、芦根12克、连翘10克、金银花12克；咳嗽可加苦杏仁10克、枇杷叶10克、川贝母12克（冲服）、瓜蒌皮12克、牛蒡子10克等。

### （三）第三期

【组成】青天葵10克、西红花30克（焗服）、红条茶叶6克、紫花地丁6克、桑白皮12克、黄芩10克、连翘12克、金银花12克、川贝母末12克（冲服）、桔梗

12克、枇杷叶12克。

【适应证】麻疹较多，密布全身四肢，麻疹越出越多。

【加减法】此时最易合并肺炎，热重合并肺炎者，可用羚羊角（现已禁用）30克（另煎）、生石膏30克。

### （四）第四期

【组成】桑白皮30克、瓜蒌皮30克、苦杏仁10克、紫菀12克、枇杷叶12克、款冬花12克、淡竹叶12克、天竹黄12克、腊梅花6克、膨鱼鳃12克、川贝母末12克（冲服）、糯稻根30克。

【适应证】咳嗽痰多，麻收热退，作渴。另膨鱼鳃可煲粥以善后调理。

## 二、水痘方

【组成】荆芥6克（后下）、薄荷6克（后下）、金银花12克、连翘10克、川黄连6克、黄芩10克、紫花地丁6克、蒲公英12克。

【适应证】身及头面遍发小泡，内有水，时有发热，咳嗽等。

【加减法】咳者加苦杏仁10克、枇杷叶12克、紫菀12克、川贝母末12克（冲服）等。发热者加芦根30克、青天葵10克、生石膏30克，湿疹者加土茯苓30克。

## 三、胆道蛔虫病方

【组成】乌梅6克、当归12克、细辛6克、川黄连10克、干姜12克、附子12克、黄柏10克、人参15克（另煎）、川椒12克、桂枝10克。

【适应证】胆区剧痛，重则作呕，不欲食，脉弦。

# 第九节　骨科疾患方

## 一、风湿关节痛方

方一

【组成】桑枝30克、桑寄生30克、桑螵蛸10克、杜仲12克、牛膝12克、川木瓜30克、秦艽30克（后下）、延胡索12克、乳香6克、没药6克。

【适应证】全身关节疼痛，手足痛与天气变化无关，时作时止。

方二

【组成】桑枝30克、桑寄生30克、苍术12克、黄柏6克、狗脊30克、杜仲12克、川木瓜30克、薏苡仁30克、忍冬藤30克、延胡索12克、秦艽30克（后下）。

【适应证】关节疼痛，局部灼热红肿，得冷则舒，痛不可近，腰亦痛，影响活动，烦躁，口渴，脉数，舌苔黄。

方三

【组成】羌活15克、独活15克、桑枝30克、川木瓜30克、桑寄生30克、天台乌药30克、狗脊30克、杜仲30克、当归12克、鸡血藤30克。

【适应证】肢体关节疼痛，得热则舒，间有抽筋，舌苔白，不渴，脉弦紧，或面色苍白，间有心慌，脉细等。

方四

【组成】独活10克、威灵仙30克、走马胎30克、桑寄生30克、黄柏12克、苍术12克、蚕沙12克、乳香6克、赤芍12克、丝瓜络30克。

【适应证】肢体关节痛，定处或不定处，舌白腻。

【加减法】如急性发作，关节红肿剧痛，脉弦数者加大黄12克（后下）、玄明粉10克（后下）；舌干红口燥者加生地黄15克、白茅根30克；关节肿而不红者加防己12克、白芷10克；灼热不肿者加龟板30克、鳖甲30克；冷者加桂枝10克、附子30克、姜黄10克；头晕脉细者加当归30克、川芎10克；气虚无力者加黄芪30克；发热恶寒者加麻黄6克、葛根15克；关节掣痛者加地龙12克、熟地黄30克；病久面色苍白，脉细加鹿角胶12克（烊服）、党参15克、去丝瓜络改桑枝30克。

## 二、流行性足痛方

方一

【组成】苍术10克、黄柏6克、蚕沙10克、桑枝30克、龙胆草6克、生地黄12克、白芍30克、木通12克、何首乌30克、桑寄生30克、木瓜30克。

【适应证】手指足趾肿痛，患处微红，屈伸稍为不利，但能自行，夜痛者，舌湿白，脉迟濡。

方二

【组成】独活12克、桑枝30克、桑寄生30克、当归15克、生地黄12克、白芍12克、川木瓜15克、龙胆草6克、牛膝10克、胆南星12克、天台乌药15克、乳香6克。

【适应证】手指足趾均肿痛，患处色红，有热感，屈伸不利，口渴，尿色黄，脉迟濡。

方三

【组成】当归12克、白芍12克、桂枝10克、细辛6克、木通10克、黄芪12克、天台乌药15克、杜仲15克、牛膝10克、川木瓜15克、熟附子15克。

【适应证】手指足趾肿痛，不能屈伸，步路须人扶，日夜均剧痛，食欲欠佳，口淡，舌白，脉沉迟。

方四

【组成】黄芪30克、当归30克、桂枝10克、细辛6克、天台乌药30克、白芍30克、木通12克、杜仲12克、牛膝10克、川木瓜30克、熟附子12克、地龙12克、桑寄生30克、炙甘草6克、大枣3枚。

【适应证】双足及十趾刺痛如刀割，也更重，并有流行性，余无特殊性。

## 三、坐骨神经痛方

【组成】北柴胡12克、龙胆草6克、白芍12克、当归12克、地龙15克、生地黄15克、天台乌药15克、钩藤15克、白芥子12克、桑寄生30克。

【适应证】腰及臀以下至足牵痛，间有抽筋，不能站立，坐亦不能，舌黄腻。

## 四、半身不遂方（偏瘫）

【组成】地龙10克、赤芍10克、川芎30克、当归尾10克、红花6克、桃仁6克、黄芪30克、胆南星10克、菖蒲30克、全蝎30克、菊花12克、钩藤12克。

【适应证】中风后遗症，半身肢体瘫痪，怠缓无力，口舌歪斜，头痛，脉弦滑。

## 五、痹证方

方一

【组成】当归10克、白芍12克、川芎6克、熟地黄30克、羌活6克、独活6克、桑寄生30克、秦艽15克、生薏苡仁30克、木瓜15克、苍术12克、黄柏10克。

【适应证】全身关节疼痛，时作止，体虚久患者更适合。

【加减法】痛只在腰者，可加牛膝10克，杜仲12克。

方二

【组成】当归10克、白芍12克、生地黄30克、川芎6克、桑枝30克、葛根30克、秦艽10克、生薏苡仁30克、木瓜15克、苍术12克、黄柏10克。

【适应证】血虚有火之痹证。

方三

【组成】防己10克、滑石15克、生薏苡仁30克、黄柏10克、龙胆草10克、木瓜15克、桑枝30克、葛根15克。

【适应证】体气不虚，湿火生，舌黄，尿赤之证。

## 六、髋关节炎方

【组成】当归12克、桑寄生15克、皂角刺6克、黄芪12克、延胡索12克、赤芍30克、黄连10克、连翘10克、金银花15克、乳香6克。

【适应证】髋关节发炎，按之疼痛，行动不能自如，脉滑数。

# 第十节 五官科疾患方

## 一、眼痛方

方一

【组成】蒺藜12克、菊花12克、蔓荆子12克、木贼12克、生地黄12克、川黄连10克、蝉蜕12克、谷精12克、夏枯草12克。

【适应证】眼红痛，多泪，多眵，目刺畏光等风热眼痛证。

方二

【组成】熟地黄12克、怀山药12克、山茱萸12克、茯苓12克、枸杞12克、菊花12克、蓯仁肉12克、菟丝子12克、夜明砂12克、川芎6克、当归12克、阿胶12克（烊服）。

【适应证】眼不红不痛不肿，但视力昏蒙，眼前有黑点或黑圈，眼眵不多，兼见头晕目眩等肝肾阴虚眼痛证。

方三

【组成】蒺藜12克、菊花12克、木贼12克、蝉蜕6克、夏枯草30克、大青叶12克、川黄连10克、谷精草12克、生地黄12克。

【适应证】眼红痛，多泪多眵，畏光，头刺痛，脉浮数之风热证。

【加减法】便结加大黄12克，尿赤加车前子12克。

方四

【组成】北柴胡10克、龙胆草10克、栀子12克、当归尾10克、生地黄30克、大黄10克、连翘12克、木通12克、泽泻30克。

【适应证】眼暴起疼痛，分泌物多，难睁眼，畏光，口干苦，舌红苔黄，脉数等湿热眼痛证。

【加减法】头痛加石决明30克、菊花12克；眼痒加蒺藜12克、防风10克；眼肿加防己12克；头微晕加当归12克。

方五

【组成】当归30克、川芎6克、生地黄30克、白芍12克、蒺藜12克、菊花10克、车前草12克、乌豆衣30克、石决明30克、茵陈30克、蕤仁肉12克。

【适应证】眼微发赤或红而混浊，刺痛不剧，不怕光，眼眵少，或痒流泪，昏蒙，脉细数等虚火眼痛。

【加减法】眼浊加防己12克；赤重者加赤芍12克、夏枯草30克；昏蒙加菟丝子30克、党参12克。

## 二、眼蒙方

【组成】熟地黄30克、怀山药30克、山茱萸10克、茯苓12克、枸杞30克、当归12克、川椒30克、肉苁蓉10克、菟丝子12克。

【适应证】用眼过度疲倦，视物不明，亦可治疗肾虚腰痛。

## 三、眼生翳膜方

【组成】木贼12克、谷精子12克、蝉蜕10克、石决明30克、蒺藜12克、蕤仁肉30克、夜明砂30克。

【适应证】眼起点翳或翳膜遮睛。

【加减法】赤痛多眵加郁李仁12克、秦艽30克、赤芍12克、夏枯草30克；尿短赤加车前草30克；舌黄口干加龙胆草10克、川黄连6克、黄芩10克。

## 四、昏蒙内障方

【组成】熟地黄30克、怀山药12克、山茱萸12克、茯苓12克、枸杞12克、菊花10克、当归12克、川芎6克、阿胶12克（烊服）、党参30克、苁蓉肉12克、菟丝子30克。

【适应证】眼不红不痛，视物昏蒙，或眼前有黑点或黑圈，眼眵不多，久视眼刺痛兼有头刺痛。

【加减法】早上昏蒙为主者加黄芪30克；入夜昏蒙为主者加夜明砂30克；胃纳呆口淡去菊花加川椒30克、陈皮30克、白术12克。

## 五、声嘶方

方一

【组成】人参叶10克、甘草10克、桔梗12克、蝉蜕10克、牛膝10克、竹蜂8只、木蝴蝶30克。

【适应证】声嘶，喉痧，声不扬，或高亢。

方二

【组成】人参叶12克、甘草6克、桔梗12克、蝉蜕30克。

【适应证】肺热声嘶。

## 六、喉痧方

【组成】甘草10克、桔梗12克、玄参30克、莲房10克、人中白12克、木蝴蝶12克、川贝母末12克（冲服）、石斛12克。

【适应证】咽痛喉头起痧，痰黄，咽喉热而红。

## 七、乳蛾方

【组成】甘草10克、桔梗12克、玄参12克、马勃10克、竹蜂8只、牛膝12克、连翘10克、浙贝母12克、荆芥8克（后下）、赤芍12克、山豆根30克、木蝴蝶12克。

【适应证】一边或双侧喉头红肿疼痛，吞咽困难，头痛，舌红，脉数。

【加减法】虚而有火者加诃子11个、乌梅12克、黄芩10克；声嘶者加人参叶12克、蝉蜕6克。

## 八、吹喉方

【组成】冰硼散（冰片、硼砂为末）适量、熟石膏12克、牛黄6克、灯心草炭12克（研末）。

【适应证】咽喉红肿热痛，吞咽不利者。

## 九、鼻炎方

【组成】薄荷6克（后下）、桔梗12克、辛夷花6克、菊花12克、白芷30克、菖蒲6克、麝香3克（冲服）、冬桑叶12克、素馨花10克、淡豆豉10克、苍耳子10克。

【适应证】经常鼻塞，流稠涕，时稀，不闻香臭。

【加减法】气塞不通者加黄芪12克。

## 十、鼻衄方

【组成】石决明30克、白茅花12克、龟板30克、阿胶12克（后下）、龙骨30克、柏子仁12克、侧柏炭10克、仙鹤草30克。

【适应证】鼻子经常流血者。

# 十一、喉痛方（扁桃体炎，咽喉炎）

方一

【组成】生硼砂30克、乌梅12克、竹蜂30克。

【适应证】急性扁桃体炎及咽喉炎通用方。

方二

【组成】甘草10克、桔梗12克、牛膝10克、连翘10克、马勃10克、玄参12克、黄柏10克、山豆根10克。

【适应证】喉痛如火灼，喉痛色红者。

方三

【组成】麦冬6克、玄参30克、牡丹皮12克、白芍30克、甘草6克、川贝母10克、薄荷6克（后下）。

【适应证】阴虚肺燥，喉痛，适用于秋燥之令。

方四

【组成】山豆根12克、玄参30克、荆芥10克、赤芍12克、蝴蝶叶30克、牛膝10克、连翘10克、甘草10克、马勃10克、桔梗12克、浙贝母12克。

【适应证】一边或两边喉头肿疼痛，吞咽困难，或兼恶寒发热，头痛，舌红，脉数。

【加减法】发热恶寒加防风10克、青蒿10克（后下）；热重口苦加黄芩10克、黄柏12克；口渴热重加石膏30克；大便秘结加大黄30克（后下）；咽喉肿痛可另吞服六神丸15粒，日服1～2次。

方五

【组成】诃子11个、升麻6克、桔梗10克、炙甘草10克、玄参12克、牛膝

30克、熟地黄30克、竹蜂30克、乌梅12克。

【适应证】咽喉痛，微微红肿或红而不肿，疼痛夜重，或日渐不痛，午夜始痛，舌无苔或舌质微红，口略干苦，脉细数，属于慢性虚火之喉痛者。

# 十二、耳鸣耳聋方

【组成】菖蒲6克、胆南星10克、橘红10克、山茱萸12克、熟地黄30克、怀山药12克、牡丹皮10克、茯苓12克、泽泻30克、磁石30克、阿胶12克（后下）、五味子6克。

【适应证】两耳或一耳如蝉鸣，或如钟鸣，操劳后耳聋较重者。常有口干多梦，脉细数。

# 十三、口腔舌唇糜烂方

方一

【组成】灯心草6克、熟石膏30克、朱砂12克、黄连6克、青黛10克（煅炭）。

【适应证】用勺子吹入口腔唇舌糜烂之处。

方二

【组成】竹叶心10克、莲子心10克、牛膝10克、玄参12克、连翘心12克、川黄连12克、知母10克、生地黄12克、甘草6克。

【适应证】因热引起的舌唇糜烂之证。

方三

【组成】熟地黄30克、怀山药30克、山茱萸12克、牡丹皮6克、泽泻30克、茯苓10克、牛膝10克、黄柏10克、肉桂心12克（焗服）、人中白10克。

【适应证】虚火上炎的唇舌糜烂之证。

方四

【组成】山茱萸6克、熟地黄12克、怀山药30克、牡丹皮6克、茯苓30克、泽泻30克、黄柏12克、牛膝10克、肉桂心30克（焗服）、人中白12克。

【适应证】虚火上炎，口舌糜痛者。

方五

【组成】生地黄30克、川黄连6克、升麻6克、牡丹皮6克、夏枯草12克。

【适应证】心胃火热，舌赤，唇舌作痛。

# 十四、风火牙痛方

【组成】生石膏12克、牛膝10克、蜂房10克、莲叶30克、生地黄30克、熟地黄30克、牡丹皮10克、菊花10克、荆芥6克（后下）。

【适应证】牙龈肿痛，头刺痛，发热恶寒等证。

# 第十一节　其他杂病方

## 一、遗精方

方一

【组成】怀山药30克、莲子12克、芡实30克、白芍12克、桑螵蛸10克、龙骨30克、金樱子30克、莲须12克。

【适应证】男子遗精者。

方二

【组成】党参30克、酸枣仁30克、莲子30克、怀山药30克、芡实30克、熟地黄30克、猪瘦肉60克。

【适应证】不论有梦无梦遗精，均能服用。

方三

【组成】芡实30克、莲须10克、龙骨30克、牡蛎30克、沙苑子30克、莲子10克。

【适应证】有梦遗精者。

## 二、痰火核方

【组成】浙贝母12克、夏枯草30克、石决明30克、香附12克、银柴胡12克、连翘12克、金银花12克、牡蛎30克、桔梗12克。

【适应证】颈部两侧可扪及花生米大小之淋巴结核者。

## 三、湿火方

【组成】蚕沙10克、桑枝30克、桑寄生30克、苍术12克、黄柏10克、天台乌药30克、薏苡仁30克、葛根30克。

【适应证】疲倦，骨痛，两肋下疼痛。

## 四、盗汗自汗方

方一

【组成】当归12克、黄芪12克、川黄连6克、黄柏6克、黄芩10克、熟地黄12克、生地黄12克。

【适应证】盗汗，夜梦多，舌质红，阴虚有火者。

【加减法】盗汗重者加麻黄根12克、浮小麦30克。

方二

【组成】浮小麦30克、大枣10枚、白芍12克、甘草30克、麻黄根30克、牡蛎30克、龙骨30克。

【适应证】适用于一般盗汗自汗。

方三

【组成】黄芪30克、白术12克、党参12克、怀山药30克、炙甘草6克、白芍12克、牡蛎30克、龙骨30克、茯苓12克、麻黄根30克、浮小麦30克、防风12克。

【适应证】脾虚盗汗，便溏食减，舌淡面白。

方四

【组成】黄芪30克、白术12克、怀山药30克、白芍12克、牡蛎30克、龙骨30克、鸡内金12克、浮小麦30克。

【适应证】脾虚盗汗，便溏食减，面色苍黄，舌淡。

方五

【组成】生地黄30克、熟地黄30克、黄芩10克、黄连6克、黄柏10克、黄芪30克、当归12克、麻黄根30克。

【适应证】阴虚火旺盗汗，舌红口干，脉数，便燥结。

方六

【组成】桂枝10克、生姜12克、白芍12克、大枣8枚、炙甘草6克、熟附子12克、北五味子12克。

【适应证】表虚自汗，恶寒，行动则汗大出者。

方七

【组成】黄芪30克、白术30克、酸枣仁30克、补骨脂12克、牡蛎30克、龙骨30克、怀山药30克、莲子12克、芡实30克、熟地黄30克。

【适应证】阴虚表气不固，盗汗自汗者。

# 五、打寄生虫方

方一

【组成】苦楝皮30克、使君子12克、水仙子12克、苍术12克、槟榔12克、绵茵陈12克、川厚朴10克（后下）、谷芽30克。

【适应证】面色苍黄，常有腹痛，唇内有溃疡腐点或巩膜有蓝黑斑点。

方二

【组成】党参12克、使君子10克、苦楝皮12克、怀山药12克、槟榔12克、谷芽30克、麦芽30克、枳壳12克。

【适应证】同方一。

## 六、脱肛方

【组成】党参12克、黄芪12克、白术12克、炙甘草10克、升麻10克、北柴胡12克、当归12克、陈皮12克。

【适应证】肛门脱出，气虚下陷，子宫下垂以及一切清阳下陷主证。

【加减法】大便有血者加地榆12克、槐花12克，便秘者加火麻仁12克、肉苁蓉30克、郁李仁12克。

## 七、阴虚火盛失眠方

【组成】川黄连6克、黄芩10克、白芍12克、阿胶12克（后下）。

【适应证】心中烦，不得解，脉来鼓指，口干舌燥，舌质绛者。

## 八、干脚气方

【组成】生地黄30克、当归30克、川芎10克、赤芍12克、牛膝10克、菖蒲6克、荆芥10克、秦艽12克、桑寄生30克、地龙12克。

【适应证】两足无肿，有些消瘦，膝盖以下麻木无力，趾头麻木。

## 九、湿脚气方

【组成】尖槟榔30克、橘红30克、木瓜30克、生姜30克、吴茱萸10克、紫苏叶12克（水煎冷服）。

【适应证】两足浮肿，膝反射弱或消失，腓肠肌压痛，脚肿或麻木，腹胀，气顶，大便不畅，尿黄短，舌苔白滑，脉沉紧。

【加减法】腹胀气顶便结加大黄30克（后下）；足软痛加桑枝30克、黄柏6克；舌黄口苦加黄芩10克、川黄连12克；血虚头晕加当归30克、川芎10克；气逆冲胸苦闷欲死，此为危候，宜冲服珍珠粉30克。

## 十、足痿方

【组成】菊花12克、沙参12克、麦冬12克、玄参12克、熟地黄12克、生地黄12克、地骨皮30克、黄柏6克、生石膏30克。

【适应证】二足痿软，不能行走，不肿不痹，舌黄。

## 十一、破伤风方

方一

【组成】羚羊角（现已禁用）（另煎）30克、全蝎10克、蜈蚣3条、钩藤12克、白芍30克、石决明30克、续断12克、桑枝30克、川木瓜30克、丝瓜络30克。

【适应证】外伤后引起颈强急，四肢抽搐，角弓反张，频频发作，牙关紧闭，苦笑面容，涎痰壅盛，呼吸困难，腹肌紧张，大便秘结，脉弦数。

【加减法】大便秘结加大黄12克（后下）、芒硝6克（冲服）、枳壳12克；痰涎壅盛加胆南星12克、竹茹12克、牛黄末6克（冲服），发热者加连翘12克、银柴胡12克、黄芩10克、芦根30克。

方二

【组成】a：黄芪30克、当归30克、羌活12克、独活12克、蜈蚣12克、全蝎10克、白芍30克、蝉蜕10克。

b：蝉蜕末30克，白酒适量，冲服。

【适应证】牙关紧闭，颈强，肌腹紧张，角弓反张，抽搐阵作。

【服法】先服b后服a，最后复服b。

【加减法】有热适当减当归、黄芪，加羚羊角（现已禁用）30克、象牙丝（现已禁用）30克、丝瓜络15克；便结加大黄15克、芒硝6克（冲服）；口渴者加生地黄30克、玄参30克。此外可随证加桑枝、钩藤、胆南星等。

# 十二、白血病方

生血益髓汤

【组成】黄芪15克、党参15克、熟地黄15克、当归15克、枸杞9克、何首乌12克、黄精12克、鸡血藤30克、补骨脂30克、骨碎补30克、怀山药15克、谷芽15克、麦芽15克。

【适应证】面色㿠白，声低懒言，神倦乏力，气促，头晕目眩，畏寒肢冷，胃纳呆，身体各部或有出血点，或衄，大便溏烂，尿清，舌质淡白，苔白或无苔，脉细或虚数。

蚕公酒方

【组成】黄芪、党参、黄精、熟地黄、当归黄、何首乌、枸杞、骨碎补、巴戟天、丹参、大枣以上各450克，蚕公750克，龙眼肉960克，紫河车1千克，体积分数50%米酒50千克。

【适应证】与生血益髓汤同（见上）。

# 第十二节 传染病方

## 一、流行性感冒方

方一

【组成】青蒿10克（后下）、薄荷30克（后下）、金银花10克、连翘10克、桔梗12克、甘草6克、淡竹叶12克、牛蒡子10克、苦杏仁10克、前胡12克、芦根15克。

【适应证】流行性感冒鼻塞，咳嗽，恶寒发热头痛骨痛，舌白黄而干，口微渴，尿黄。

方二

【组成】前胡12克、防风10克、连翘10克、桔梗12克、薄荷6克（后下）、蔓荆子12克、淡竹叶12克、苦杏仁10克。

【适应证】微恶寒发热，头刺，骨痛，咳嗽多涕，舌白，脉浮。

方三

【组成】银柴胡12克、前胡12克、连翘10克、桔梗12克、桑枝30克、葛根30克、蔓荆子12克、黄芩10克、草果6克、苦杏仁6克、花粉12克。

【适应证】发热恶寒，头刺骨痛，流涕，喷嚏，咳嗽，不渴，舌湿腻，脉微缓。

## 二、黄疸方

方一

【组成】白术12克、茯苓12克、猪苓12克、泽泻12克、茵陈30克、栀子30克、木通10克、川厚朴10克（后下）、薏苡仁30克、龙胆草10克、鸡骨草30克。

【适应证】适用于一般黄疸。

方二

【组成】苍术10克、陈皮10克、厚朴10克（后下）、甘草6克、猪苓12克、茯苓12克、白术10克、泽泻12克、茵陈30克、佩兰10克（后下）、藿香10克（后下）。

【适应证】湿盛发黄，心腹痞满，泄泻腹痛不欲食，泛恶呕吐，舌白润。

方三

【组成】茵陈30克、鸡骨草30克、栀子12克、滑石30克、甘草6克、淡竹叶12克、生薏苡仁30克。

【适应证】湿热发黄，面目全身均黄，色鲜泽，尿黄赤，肝可扪及疼痛或压痛，舌白滑。

【加减法】肝区痛加延胡索12克、川楝子30克、北柴胡10克；发热加青蒿10克（后下）、连翘12克；舌黄口苦加黄柏12克、龙胆草6克；胸满加枳壳12克；腹胀加厚朴10克（后下）；便秘加大黄10克；口渴加花粉12克、麦冬12克。

方四

【组成】茵陈30克、附子12克、白术12克、苍术12克、陈皮6克、茯苓12克、猪苓12克、泽泻12克。

【适应证】寒湿黄疸，面目及全身发黄，色暗晦，神倦，胃纳呆，尿黄，便溏。

【加减法】头晕加桂枝10克；呕吐加干姜12克、法半夏10克；胸满作呕加藿香10克（后下）、枳壳12克；腹胀加厚朴10克（后下）；腹痛加白蔻仁10克、蚕沙12克。

## 三、肝郁胁痛方（非黄疸型肝炎）

### （一）虚性肝郁胁痛

【组成】北柴胡10克、白芍12克、当归12克、川芎10克、茯苓12克、白术12克、炙甘草6克、牡蛎30克、党参12克、延胡索12克、海螵蛸30克。

【适应证】右胁下痛或两胁痛，压痛，头晕痛，易怒，面青白，眼底淡白或充血，眼痛视物昏蒙，便结或溏，舌淡红。

【加减法】下腹微热加黑栀子10克、银柴胡10克、地骨皮12克；口燥加生地黄30克、牡丹皮30克；眼蒙加枸杞12克、菊花10克、夏枯草15克；腹胀便不畅或溏泄加木香6克（后下）、厚朴6克（后下）、肉苁蓉30克；不寐加酸枣仁12克、柏子仁12克；烦而多梦加麦冬12克；神倦加黄芪12克；头痛口淡舌白呕吐加吴茱萸10克；头晕加肉桂心10克（焗服）；面目浮肿加茯苓皮30克、紫苏叶10克（后下）；肝硬化加穿山甲（现已禁用）12克、鳖甲12克。

### （二）实性肝区胁痛

【组成】北柴胡10克、黄芩10克、龙胆草10克、栀子12克、当归尾12克、生地黄15克、大黄10克（后下）、连翘12克、泽泻12克、木通12克。

【适应证】右胁下痛或两胁均痛，或灼热而痛，尿短赤，便秘不畅，眼红或痛，头痛易怒，舌红脉弦数。

【加减法】肝区痛加郁金12克、延胡索12克；眼赤痛加夏枯草15克、菊花12克。

## 四、寒热疟方

### （一）寒热发作有时

【组成】北柴胡12克、黄芩10克、党参12克、法半夏12克、生姜10克、大枣

10枚、炙甘草6克、草果6克、常山12克、威灵仙12克、走马胎30克。

【适应证】寒热发作有时，脉弦数。

【加减法】热多加知母10克；寒多加附子12克；口渴加花粉12克；胸满加枳壳12克；腹胀加尖槟榔12克、厚朴12克（后下）；呕吐去常山。

### （二）暑热疟

【组成】青蒿6克（后下）、鳖甲30克、知母12克、牡丹皮10克、白芍10克、冬桑叶10克、花粉12克、甘草6克。

【适应证】夜热无寒，或先微寒随即发热至半夜，后汗出身凉，舌红。

### （三）寒疟

【组成】草果6克、桂枝10克、干姜10克、生姜30克、胡椒6克、炙甘草6克、法半夏12克、附子12克、茯苓12克、苍术12克、厚朴12克、陈皮6克。

【适应证】纯寒无热，头晕痛，口淡舌白，呕吐。

### （四）虚疟

【组成】何首乌30克、党参15克、黄芪15克、当归30克、陈皮6克、白术30克、升麻6克、北柴胡10克、炙甘草6克、茯苓12克。

【适应证】身体素虚或疟发不愈，头晕，面色苍白，体倦神疲，食呆，脉弦无力。

### （五）疟疾

【组成】常山12克、北柴胡12克、法半夏12克、草果6克、知母10克、大枣10枚。

【适应证】一切疟疾可适用。

# 五、痢疾方

## （一）红白痢

【组成】大黄12克、川乌6克、苦杏仁10克、羌活30克、苍术10克。

【适应证】红白痢。

## （二）滞下

方一

【组成】木香10克（后下）、川黄连10克、黄芩10克、金银花12克、白头翁30克、白芍12克、厚朴10克（后下）、尖槟榔12克。

【适应证】下痢脓血黏滞，量少，里急后重。

方二

【组成】白芍12克、黄芩10克、川黄连10克、大黄12克（后下）、当归12克、木香10克（后下）、尖槟榔10克、甘草10克、肉桂15克（后下）。

【适应证】下痢脓血黏滞，腹胀痛，舌黄。

方三

【组成】白头翁30克、黄柏10克、川黄连10克、秦皮12克。

【适应证】下痢脓血黏滞，里急后重，口渴，舌黄。

【加减法】可加阿胶12克（烊服）、甘草6克。

# 六、肠伤寒方

三花五仁地榆汤

【组成】西红花10克、金银花12克、槐花12克、冬瓜仁30克、生薏苡仁30克、麻仁15克、瓜蒌仁12克、桃仁12克、地榆12克。

【适应证】肠伤寒之稽留热期，服此方可至热度渐渐下降，孕妇忌服。

## 七、麻疹方

【组成】青天葵10克、西红花10克、紫草6克、赤芍12克、牡丹皮10克、连翘10克、牛蒡子12克、淡竹叶12克、黄芩10克。

【适应证】小儿麻疹出不透，高热不退，舌红口渴。

## 八、百日咳方

【组成】麻黄6克、苦杏仁6克、甘草6克、石膏12克、葶苈子10克、大枣8枚、芦根15克、百部12克、薏苡仁15克、冬瓜仁15克、桃仁6克。

【适应证】小儿咳嗽，连咳不止，咳至颜面发红，泪出。

【加减法】顽固咳嗽者加牛黄6克（冲服）。

# 第十三节　饮食疗法验方

## 一、鱼类

### （一）水鱼

水鱼蛋用盐腌制，治痢。

水鱼头煅炭冲服，治脱肛。

水鱼血，治疟母。

水鱼、甜杏仁、荸荠、猪瘦肉适量炖，治咳血。

### （二）鲤鱼

鲤鱼煲黑豆，治耳鸣。

黑醋姜煲鲤鱼，补血。

鲤鱼煲花生、蒜头，治脚气。

鲤鱼头炖川芎、白芷，治头风。

鲤鱼炖糯米，治血虚寒证。

鲤鱼煲赤小豆，治水肿。

### （三）乌鳢

乌鳢炖干水豆腐，能清胃热肺燥。

清炖乌鳢，补血。

乌鳢煲蒲公英，治热性疔疮。

## （四）鲫鱼

鲫鱼公浸酒，治阳痿，能生精子。

## （五）黄鳝

黄鳝焗饭，补血。

# 二、牛类

清炖牛肉，治血虚证。

牛脑炖山药、枸杞，治肝血虚证。

牛肝炖山药，枸杞，治肝肾血虚证。

牛鞭煲花生，治阳痿证。

牛筋胶，治疗脚软。

牛肚健胃。

牛尾巴煲花生，补腰。

牛骨，补骨。

冬虫夏草炖牛肉，治疗盗汗自汗。

# 三、羊类

羊胆汁去疳积。

羊腰炖山药、枸杞，补肾。

羊肝炖山药、枸杞，补肝明目。

羊肠煲粥，去麻毒、开胃。

羊胎炖山药、枸杞，治疗习惯性流产。

羊头炖山药、枸杞，祛风补脑。

## 四、鸡类

清炖鸡汁补血。

鸡血补血。

炖鸡肾开胃。

鸡冠血，治疗疔疮。

毛鸡酒祛风。

乌肉蛇煲鸡，治半身不遂。

胡椒煲鸡，驱寒暖胃。

黑姜醋煲鸡蛋，治疗风寒咳嗽。

鲍鱼炖鸡，补气血养颜，并可降低血压。

盐焗鸡，治疗盗汗及夜遗尿，尿数。

鸡蛋炖山药、枸杞，补肾。

鸡肝炖山药、枸杞，补眼。

椰子炖鸡，治疗烦躁不眠及头痛。

花生煲鸡脚、大枣，治疗脚软无力。

## 五、鸭类

冬虫夏草炖鸭，滋阴。

百花胶炖鸭，滋阴补肺。

炖鸭肫，健胃消食。

鸭脑炖山药、枸杞，补肝肾。

# 六、猪类

猪胆汁灌肠，可通大便。

猪脚、猪筋煲胡椒，治疗风湿脚。

猪大肠煲黑醋姜，治疗肠风腹痛。

猪小肚煲车前草，治疗小便不利。

猪鼻煲沙梨树寄生，治鼻衄。

猪尾1条、杜仲30克、狗脊20克，与花生同煲，治疗肾虚腰痛。

猪肝炖山药、枸杞，补血。

猪大肠，黄连为丸治疗疟疾。

猪手、木通、王不留行、当归、黄芪、白芷同煲，能治乳汁不通，可催乳。

猪肚煲胡椒治胃寒。

猪肺、苦杏仁、枇杷叶、布渣叶同煲，治疗肺燥咳嗽。

猪腰煲杜仲，治疗肾虚。

猪脑炖山药、枸杞，补脑。

# 七、猪瘦肉类

风栗壳煲猪瘦肉，治痰火核。

党参煲猪瘦肉，治疗虚性疥疮。

蒲公英煲猪瘦肉，治疗热性疥疮。

黄皮树仁、山橙1个煲猪瘦肉，治疝。

芥菜煲猪瘦肉，治疗肾结石。

金钱草煲猪瘦肉，治疗肾结石。

椰子煲猪瘦肉，能生津和中。

## 八、其他类

蚕虫2条，捣烂，炖片刻，用开水冲服，能解麻毒，治麻疹并发肺炎。

龟苓膏或胶，可治阴中湿疹瘙痒。

朱砂适量、蚌肉半斤煎水服食、可退黄疸。

梁天照 学术精华与临床应用

# 第五章 诊余医话

# 第一节 《开天医话》简介

梁天照生平在百忙的临床中，仍不忘以短文、随笔、书信等形式，阐述其临床心得体会以及医学疑难杂症等问题，后以《开天医话》为名整理出版，是留给后世行医之人重要的宝库。他的医话内容丰富，无医不话；言而有据，俱出心裁；医文兼通，文字流畅，由于年代的更替，保管不全，现找到部分手稿，编者加以整理，以供后世学者学习共勉。

原书序如下：

本医话内容，为我数十年来亲所经历、接触、见闻、感想等，极大部分为与医疗有关之一时一事。在诊疗之暇，本襟怀坦白，言必由衷之语，用短篇小品形式，如是撰成《开天医话》首卷。闲时翻阅，虽往事如烟，仿佛历历在目，当过去临床种种，足耐人寻味，其中有些故事，或许可借作互交识闻之助。

然而，自愧无才，识荡根浅，写来笔欠清新，辞非精辟，淡如秋菊，仅粗具一格，聊供茶余饭后遗兴而已。是为序。

梁天照

# 第二节　中医治病之理探索

## 一、三多

本文所言"三多"为急性淋巴细胞白血病合并脑膜白血病患者并发三多症之多饮、多食、多尿是也。

多饮，喜热饮，（风渴）每饮一碗水嫌少，两碗不多，三碗更妙。24小时内连流质食入水量40磅（约18升）。多食，一餐白米饭粮票成斤，如虎唉狼吞，顷刻而尽，犹云未饱。零食还未在内，食量之豪，比平时增至三倍。多尿，若内围缺口，水向外流（尿崩），每天排水量13 980毫升。两名陪侍家人斟茶护理，且夕不停，其中一人因疲劳过度而生病。

并发三多症，西医认为系脑膜白血病侵犯垂体引起，与中医之三消症极类似。大渴引饮为上消，善食而瘦为中消，饮一溲一为下消。三消症倘单一发作，常可易治，三消一齐而至症状复杂，寒热互见，克之为艰。

予用吴茱萸、鸽子粪各30克，白芷6克，止多饮，黄连、板蓝根清胃火，消大食，党参、当归、金樱子、女贞子补气养血，固肾缩小便。共服3天，三消症状相继清除，饮食、二便缓趋正常。白血病获得完全缓解。

事过两月，患者准备出院。一天上午，正与病友打扑克消遣，不料突然头痛抽搐，不省人事，当即抢救。可叹乎！三多越过，难逾脑出血一关，岂不伤哉?

本例采中西合治，虽白血病缓解符合全国标准，然终不能挽救其命，究竟当如何彻底治疗，须当倍加努力研究。

## 二、四色舌苔

望舌苔，一般能辨出病之属性，寒热或者虚实，可测知病之位置，在表里或深浅。舌苔之颜色，对诊断富有参考价值。中医治病而能中肯，多从辨舌得来。然有出乎常规之外，虽有苔而辨不出其病，治不愈其疾，此余所遇见之四色舌苔患者是也。

某干部，患病十二年，舌苔长期中心黑色，黑之旁为黄，黄之侧为白，白之外为赤。临床常见不论轻重之病，舌苔只一至二色，三色不多，四色更罕见。

除舌苔四色，症状尤其复杂，主要见症有三。第一，"痛症"，痛之程度或隐痛，或轻痛，或剧痛，变化无常。痛之范围，或着痛，或游走痛，或局部痛，或全身痛，无固定位置。此之痛，似气痛而非，若风湿又不是。第二，时嗳腐痛、吞酸、呕吐、纳食正常或失常，大便软、烂、硬、秘不等。钡餐检查未发现实质性病变。第三，头晕间作，足软有时猝然跌倒。血液无特殊，血压不高。精神状态时好时坏，难掌其规律。虽然如此，但患者不仅无半点消瘦且体白肥胖，记忆力不差。西医诊断为"大脑劳累过度""自主神经紊乱"。十多年来，历门诊、住院、疗养，余也参与治疗，至今患者还未完全康复。自愧识薄，短于经验。不知将如何面对，特为记之，并就教于高明。

## 三、唯补是误

一海外医者，财多身弱，恒用高丽参汤作茶，鹿茸等佐膳。今年仲夏，回穗探亲，时际荔熟丹红，骄阳似火，岂料途中冒暑，傍晚，发热多汗，口鼻气热。乃嘱咐其女，拟滋阴退热方。次日，热不退，再服。至夜热益甚，犹执迷不悟，嘱家人配二甲复脉汤连进两帖。越四天，高热、谵语、神志欠清，仅偶有识人，口干、齿焦，舌苔黄垢，便秘而住院。在院期间，使用最新最贵之进口西药和羚羊角（现已禁用）、犀角（现已禁用）、安宫牛黄丸等中药，终因实病虚治，速反"毋实其实"之戒，引邪入里，愈陷愈深，竟至不起。

事后获悉，逝者禀性固执，毕生行医之论点，强调人之患疾，先正气内虚，病始乘虚而入。对医学浅知片面，未窥全貌，故其治病，倾重温补，偏轻寒凉。唯其如此，正合富人求医心愿，博得豪门赏识，幸能立足海外，腰缠万贯。

此回自病，主观认为体弱，受补不受攻。平素饮食，益以非补品不行，致养成畏寒凉短见。因之感暑，亦弃解暑清热不用，一误再误，故至留医。奈病入膏肓，来时已晚，故救莫及，铸成大错。

前车反复，后车当鉴，唯执偏见者流，不知作何感想？

# 第三节 奇趣医话

## 一、鱿鱼可口，胆杀人

珠江三角洲地区盛产鱿鱼，尤以南海、番禺、顺德等著称，价廉肉丰，味鲜骨少，营养丰富，且能生食（不提倡），素为食者喜爱。年中除供应内地，还拨出部分外销，为国民经济作出不少贡献。

鱿鱼之胆，与肉相反，味苦有毒，既不能饮，治病亦无可能。何期有人道听流言，谓能饮治病，以身尝试，枉成杀身之祸。

1975年，某知识青年招工回市，分配当建筑工，不满所欲，几次要求调换工种，以理由不充未果。心存不甘，想方设法，创造条件，务达目的。听说饮鱿鱼胆汁，可致肌肤变黄，类病黄疸，自有理由请调工。某日上午，竟自觅大鱿鱼胆三个，饮汁后卧床而睡。下午家人发觉，已昏迷不醒，口吐白沫，抽搐，急送医院，经中西医多方抢救四天，终因中毒已深，无可挽回。

时隔月余，一小学女教师，患传染性黄疸型肝炎，黄疸已退，肝功能久未恢复。候诊期间，有病友介绍食鱿鱼胆汁能迅速恢复，信之无疑，果饮汁，毒发症状与上述患者相似，收住院。西医用对症支持治疗。第二天中医会诊，以甘草、金银花、大黄、黄连等解毒泻下，其中甘草60克、金银花120克。服中药第二天，泻下数次，患者稍有知觉，续用上法去大黄，再服三剂，神志已清，思食。善后以高丽参、党参、黄芪、怀山药、谷芽、玄参、麦冬、生地黄、甘草及少量金银花等加减，再服十余剂，同时西药并进，月余痊愈出院。

同年，又有某轮船厨房职工，一天烹大鱿鱼多尾，取胆五个分啖十余日，用作预防肝炎，后均有不同程度中毒。惊得主管人员忙不交开。幸量少毒轻，尚无生命危险。

上述三例，皆误服鱿鱼胆汁，带来严重后果。首例，从乡回来，非安心工作，思想不纯，对工种拈轻怕重，挑肥拣瘦，企图通过不正当手段，瞒骗组织，遂其私愿。岂料，事不从心，恨成千古。

次例，久病缠身，千方百计寻求妙药，冀早日恢复健康，固人之常情，可以理解。然身为人师者，一些普通医学常识也不懂，诚可慨也。

三例，为了职工保健，无意酿成事故，情属可原。遗憾是，深信无稽之言，不加分析，导致好事变成坏事。

总观上述差错，患于缺乏医学常识，三者基本相同，后两者，用心可取，谬在胡为，其能安然度过，亦云幸矣。

## 二、盐焗鸡与盗汗

盐焗鸡之美味可口，广州人无不津津乐道，其妙处，不但饱口福，富营养，且可疗病。

回忆起1938年日本侵华时，人民过着悲惨生活，卫生条件恶劣。疟疾流行，却缺乏医药，有些患者竟至失救。其时，予亦为疟疾所欺旬余，愈后遗留盗汗，每晚少则一至二回，甚者达五次，汗出之多可知。

汗为心之液，过汗则耗损心阳，随后心悸气促，食欲不振，体重锐减，日显虚羸。曾用温阳固表，健脾补气，养阴益精等法为治，效果不显。若此病病情，迁延日久，何堪设想。成效不著，乃重温《内经》"行不足者温之以气，精不足者补之以味""食养尽之"之句，改而采食物治疗，以补充营养，增强体质，作为善后。每天两餐，特备盐焗鸡佐膳，更酌酒两杯行气。第一餐，初见成效，连续食用一周后不再盗汗。

## 三、四季橘之妙用

珠江三角洲地势得天独厚，土地肥沃，山明水秀，四时佳果，应有尽有。其中，四季橘熟于冬春，树细果密，色金黄，叶翠绿，不仅可供欣赏，且可作为药用，助消化甚佳。

同事某医师之女，年5岁，患百日咳五旬余。经注射抗生素及服止咳药等未见效，便介绍其用四季橘和米同炖服，每日一次。初嫌药简价廉，半信半疑，未采纳。再延一周，病如故，始试之，一次咳减半，三日全止，方信予言非谬。后语予，凡治百日咳，推广此方。效果满意。

炖橘之法：

（1）白米一小撮浸透；

（2）鲜四季橘2～4颗（1～2岁2颗，4～6岁4颗），橘之表皮轻轻锯开，与米同放碗内，不放水，不加盖，隔水炖米至熟，去核，添适量蜂蜜和匀，嚼服。

## 四、双喜夜宴

早年间，海珠之滨西南角，民多以栽花种果为业，花香出处，四季如春，古有"芳村花埭"美誉。当地有青年铁工师傅伍某，祖辈数代为花农，他童龄十二，遂父命当徒工，勤学苦练，进步甚速，深得主管部门器重，十年前已晋升技师。

1973年5月，伍某因某种刺激过度，患精神病，心神失守，经专科医院治疗未效。8月，予诊，症见精神恍惚，目定神呆，时乱语，嗜睡，懒言，与之对话，十问偶答一二。遂拟银柴胡、白芍、菖蒲、石决明、龙骨、酸枣仁、玄参、沙参、玉竹、制南星、浙贝母、苦杏仁等加减，以疏肝解郁、镇静、除痰、润燥为治。此方连服月余，精神康复，劳动照常，流年多病无再发，且脑力清醒，近年还不断作出新的贡献。

## 五、不信也得信

痛证，一般认为服中药止痛，不如注射止痛针之速，此之论点，为崇奉西医药者所乐道。1962年春，广州地区流行性足痛大作，痛点集中在下肢趾部，日痛较轻，夜候如针刺刀割难受，虽意志坚强者，有时痛至泪下。有某科主任，染此疾，服镇痛片及注射针药，历3天未效。家人相劝改用中药治，但她平日薄视中医药效，置若罔闻。2天后，足不任地，痛实在难忍，寻予诊。命将自排之小便煮热淋洗患处，先定其痛，继处当归四逆汤重加黄芪一方煎服。初时该患者嫌小便不洁，弗信，药亦未进，痛不止，又乏解除之术。日复一日，昼易过而夜难堪，在痛定思痛之余，终不得不依此法疗治，不三日，疾愈。

## 六、蠢

青年工人江某，半月前突患右上下肢轻度瘫痪于某院留医，基于治疗上需要，医生建议行腰椎穿刺检查。其亲属听信流言，谓经腰椎穿刺将遗后患，执意反对。不止如此，且引进外人入院私诊，疾益甚。

患者之父，经人介绍就商于予，拟请代治，因非经正当手续，婉辞却之。

病而住院，无非求愈。必须服从院章，遵守医嘱，彼此合作，才是正确对待。若违反规则，擅自转手外人，干扰医权，似此作为，非但妨碍治疗方案顺利执行，对患者亦无好处。好之不足，祸之有余。常见一知半解，或不懂装懂之辈，干出这样蠢事来。

# 七、荐医

某老妇，二十年前因饮食不节，腹泻日十余次，抽筋病重，当时医者断为泄泻，用补药治，病益甚，予取消导法。以平胃散加葛根、谷芽、麦芽、布渣叶、木棉花、僵蚕等解其疾。后铭记于心，现龄八十五仍健。

今春南国，细雨连绵，漫天潮湿，袭人困倦。妇体不适者月余，缅怀往事，记忆犹新，着使孙女邀请出诊。为使后学者获得较多临床经验，念某医定能胜任，荐之代劳。此心此意，知我者或能谅我。

# 第四节 惊险医话

## 一、无题中有题

记退休工人脑血管意外，脑血栓形成，误治、误药一事。

退休工人李师傅，身体本非健壮，然每当单位业务繁忙，恒自参加义务劳动。1977年11月8日，在义务劳动中，为同组工人察觉其言语晦涩，别于寻常，望之神色有异，口角向右歪斜，左手操作迟钝，即劝休息，未几症状越加明显，致脑血栓形成而住院。

留医期间，曾两度出现恶候。12月1日前由于本为实病而作虚治，进服吉林参、黄芪、杜仲、菟丝子、怀山药、熟地黄等补药过多，越医越重。入院时神志清醒，此时反而欠清，烦躁不宁，手足震颤，大小二便失禁，此其一。12月16日，因输液反应引起高热、抽搐、谵语、躁动、频频呃逆，险情毕露，此其二。

上述两次险象，邀会诊，以羚羊角5克（今已禁用）、水牛角45克、生石膏60克、生地黄、龙胆草、桃仁、红花、新雪丹（因无紫雪丹）及消化之药（剂量不详），配合西药治疗，得以转危为安。至1978年2月21日，精神、胃口、二便、血压及各项检查基本正常，仅余左手不能随意运动，共住院105天出院。

患者自出院以来精神佳。他个性好动，不惯静居，一天，趁家中无人，独自外出。中午家人下班回来，入门呼之不闻应声，觅无人影，惊而四处找寻，终在荔湾湖公园，见正与游客聊天，自如谈笑。

事隔月余，李某到某院神经科复检，并一度短时善后调治，闻已接近正常。为了积累资料，该院将之拍成彩色照片，备作成绩例证，且充教学示范，一举两得，意固可取。然而，事实证明，斩关夺将，荔湾垂危，功在前院，善后调理，促进恢复，后亦可嘉。说到拍摄影片供交流学习，大可鼓舞广大医务人员积极性，为何前文医院不见如此。顺此建议，举凡有益经验，正堪效法。

本例治疗，采中西结合，西医诊断明确，治疗中肯，不过时常出现输液反应。近日发生三宗，所输液体是自制。事后检查发现中有杂质，带来极大危险，后协同救治，幸免于危，否则后果如何，难以预料，是美中不足。上述事件能否避免？其实大有可能，倘事先认真负责，详细检查，药品合格才付诸使用，定可预防。由此可想见，某医院药品和护理质量，犹有未尽善美，尤幸未至生命事故，不然责任非轻。

论中医治病，关键在辨证，辨证准确与否直接影响患者安危。处方本根据患者证候而定，原则上，寒病热治，热病寒治。是例前阶段中医治法，谬在辨证欠准，误实为虚，以热作寒，错投补药，遂构成首日凶险，而铸成大错。想当日患者家属凄凉情景，至今回味，犹未忘怀。前事不忘，后事之师，合当引鉴，特记此自警，顺语同侪。

## 二、救溺

1951年"五一"假期，时值初夏，日丽风和，节日气氛洋溢羊城内外。是日午与友人陈君，在越秀山有乡村风味的大北茶料品茗。当轻谈浅酌，茶兴正浓之际，忽闻篱外人声喧哗。举头瞭望，见一年过半百老农，抱着满身湿透，面如土色之小孩，绕塘基仓惶奔走。急与陈君趋前问故，知因玩水被溺，呼吸已停，身冷肤胀，情势危殆，非马上抢救，定无生望。在关键时刻，乃命老农将孩放下，同时表明身份，与陈君面对单膝跪地，孩腹压在膝上，先排出口内及鼻孔之污泥，继行人工呼吸。在场围观众人，窃窃私语，认为断无生望。历一小时三十分抢救，幸呼吸慢慢恢复，面转红润，神志回醒，虽暂脱险，仍需要妥善护理。乃请众人协助，致电医院出车接去。随而不知何故，有公安人员，向予记姓问名。

事后回忆，当时何不建议立送医院，而独担风险？未免疏忽，假如抢救失败，责何以负？

越旬日，突来素未谋面中年男子带约十岁小孩临门，献上锦旗、火腿、饼果等礼物。跪地叩头，声声感激活命深恩。细问情缘，方知来者是"五一"溺水人。

救死扶伤，医者之责，岂敢望报。然当事者出自诚心，亲临拜谢，却之不恭，受之有愧。遂借将来物，敬斟薄酒，与彼老少，共同欢酌，聊表谢忱。

窃思，救溺，贵在神速，分秒必争。其法有：①先把藏于口鼻之污泥或假牙清除，以免阻碍呼吸畅通。②施行人工呼吸，要有耐心，用力必要均匀，不可或轻或重。手势要恰当，或快或慢，均非所宜。③未有尸斑出现以前，勿随便停止人工呼吸，否则会失去可救希望。④注意保暖，应该把水湿抹干，免致受凉。⑤与抢救同时，当立即通知有关部门协助。以上数点，乃临时必不可少的紧急措施。

## 三、饺子起风波

大众食物"饺子"富营养，且经济，一般家庭，常喜用以宴请宾客。通常包饺子，宾主欢聚一堂，大家动手，边包边说，别有意趣，诚假日联欢之焦点。

孔某素嗜好此，尤擅调味。某日，患重症肝炎留医，病重志昏，谵语，腹胀，极不思食。服西药未见开胃，十多天来，唯补液悬其命，中药用香砂六君子汤去甘草，加竹茹、布渣叶、鸡内金、谷芽、羊草结、枳壳等配方，每天一剂。初进一服，当晚有饥意，翌日神志清。隔三天，腹胀消，每饭可进一小碗。六天后，每餐吃两小碗。至此，病已化险为夷。患者精神日益振，家人喜盈于色。

孔某自住院后，平素心爱之品，久未得尝。一天，心血来潮，食欲大动，示意家人午餐送上巨碗香味浓，厚肉大饺，配以辣椒伴食，且嚼且赞，津津有味，乐乐忘形，一气呵成，饱尝十有两件。既罢，犹嘱明天倍加照办。

当午，阳光透过室外绿荫，映照患者上。患者遇探病客人，即滔滔乐道午餐之美，直至金乌西坠，夜幕低垂，客散而始就寝。不料夜十时，始而腹不适，继而剧痛，排黑色大便，续见头晕，冒汗。打针、服药均不生效，请来外科会诊鉴定为急性胃穿孔，需马上开刀。然而，重症肝炎患者，能否经受手术一关，尚成疑问，经认真研究，除此别无良法。当机立断，依然推进手术室去，犹幸安然度过。

术后数天，出现严重腹胀，食不能下，险象环生，缝口本应拆线，外科医生恐其伤口爆破而不取，嗣得中西医协同精心治疗，始免于死，终获痊愈出院。

佳肴美点，食而能消化吸收者，世人颂之为"口有福"。孔某，久病胃虚，稍见改善即肆意暴食，益以辛辣刺激，致胃壁充血，胀力增加，所以急性胃穿孔，正源于此。饺子风味，固是吸引人，然食不知节，一餐饱饺，遭遇得本不需要的一刀，险些酿成难于收拾之局，细想岂不惊人。寄语：当心饮食。

## 四、患者骂死好人

某晨，在肃静大院里，传来一阵喧哗啼哭呼救声，当班人员迅速到现场处置，时至夕阳西下，才告结束。

究为何事？缘有性情暴躁、傲慢待人之某甲，平素每因小故，自恃身为长辈，动则盛气训斥家人，晚辈无可奈何，更加剧他之恶习，积重难返。

1978年7月底，某甲因病留医，确诊为淋巴细胞性白血病，病情中等，神志清醒。其妻年66岁，离乡到院护理。8月20日晚，端茶，打扇，送便盆，一连十余次，翌日早，偶以小事，患者又借故破口大骂。此际，妇连宵无宁睡，心力交瘁。同房病友均不知甲某所谓，医护人员进而耐心劝解，非但不听，反絮絮不休。妇气极难堪，突然晕眩，头右侧额部触墙角倒地，旋即面色苍白，唇周青紫，双眼闭合，呼之不应，医生多方抢救无效，午后绝命。

可怜朝夕殷勤服侍夫病之妇，既得不到片言慰勉，复无辜受骂，有口难言，精神抵受不了，致气逆上腾，血充于脑，晕厥撞墙，不该死而枉没。其时，死者子女，伤心痛哭，且见者义愤不平，医护人员心情沉重。岂知白血病者，竟无动于衷，视若无事，人之无良，已致于此。骂人致死，岂法所容，是谁之咎，肇事者责有攸归。

## 五、夜游人

友人之妹，某妇，成分贫雇农，年近五十，品性纯良，生活简朴。育五女一男，长女年才二十，幼子仅四岁，其夫为大队队长，家姑龄高七十余，家中极缺劳动力。妇除终年全勤，还照顾儿女，喂猪，饲养三鸟，料理自留地，工作繁重。家中人口多，唯劳动力少，然家庭经济除日常开支外，尚富有盈余，设非妇之辛勤劳动，克勤克俭，难以臻此。在队里曾多次被评为五好社员。

1978年4月中旬，该妇突患胆道蛔虫病剧痛留医。5月15日出院，5月23日晚，妇语队长，谓一病缺勤多天影响经济收支，言时不形于色，经队长慰勉，久而才睡。

是晚二时许，同村有十多户社员闻街上有怪声，胆壮者出门察看，不见所异。翌旦，队长起床，妇不在家，以为她清早出勤去，及中午下班，途中闻乡人纷说，村中某处鱼塘，浮出女尸一具。即往视察，岂料竟是其妻，不禁悲伤欲绝。

事一传出，或疑被害，或疑鬼祟为虐，众口异词，莫衷一是。当地公安部门为弄清事由，安排法医鉴定，断系夜游病误溺致命。真相始白，谣言于寝。

夜游患者，系在睡梦中不自觉而起，居家或外出，出行能妥关门户，在外行踪无定，动作不规则，既罢返家，照常就寝，所有一切，全不自知，为其特征。此病与中医所说"神游"极相类似。

"神游"，神不守位也，《素问·刺法论》曰："人虚即神游失守。"

根据中医学说：心藏神，肝藏魂，心不藏神，则神不守位，肝不藏魂，则魂魄离体，可知夜游病显系心肝两虚，藏神藏魂二者失职有关。

某妇向无夜游史，今次发病，可能因卧病月余，体质已虚，加之顾虑家庭生活会受影响，忧思过度，从而继发此病。然而，胆虫剧痛，幸能渡过，而终误于溺，诚属可惜！

回忆1965年以前，在门诊曾治此病三例，二例发作次数显著减少，一例年余未见再发。当时以补心宁神，滋水涵木法，用人参、当归、干地黄、珍珠末、怀山药、白芍、远志、朱砂、茯神、酸枣仁、柏子仁、龙骨、山茱萸等加减为治，因无追踪观察，后果不详。

前尘往事，记忆犹新，今得聆友人述其妹遭逢不幸，本同情之心，特记其事，附诸过去经治类似病例的一些肤浅体会，备作参考。

# 六、败血症

某女，年十三，患败血症重疾，曾到数院要求留医以无床位而在家治疗。予以清血败毒法，用犀角地黄汤加土茯苓、山慈菇、金银花、蒲公英、生大黄、黄连、连翘、白鲜皮、紫花地丁、银柴胡、芦根等加减治疗，经16天获愈。

# 第五节 书信

## 一、答蜀人

来函为四川省金星县建设局殷同志。

殷在勇同志：

惠书及近照一帧已收，谢谢！

关于拙作"青银汤"一文所介绍之"布渣叶"和"蝴蝶草"两药，现将其性味、功用列举如下，供参考。

布渣叶

别名：破布叶、蓑衣、火布麻。

产地：广东、广西、云南。

性味：微酸、平。

功用：清热消滞。

主治：感冒食滞、消化不良。

用量：15～30克。

蝴蝶草

别名：不详。

产地：广西。

性味：甘平。

功用：清热润肺。

主治：扁桃腺炎、慢性咽炎、肺燥。

用量：15～30克。

兹随函寄蝴蝶草、布渣叶样本两样，请查收。因水平所限，还有很多未尽善处，承蒙过奖，愧不敢当，常希多予指正，有便欢迎莅临广州指导为幸。

## 二、慰友谋事未成书

读惠书，知以所谋之事，短期未遂，而有脆弱颓丧之思，予意以为不可。

盖天有晴暗，月有盈亏，此宇宙之正常现象，人生处境，有顺有逆，亦世事之常情，能受逆来，方知顺之可贵，前进中偶逢小阻，安知非将来之遇顺。一时得失，成败无关，何必自伤乃尔。

来函谓："一枕梦添，可消烦恼"，我故有此同感，唯梦醒必须精神振奋，意志亦坚，才是正确对待，恕不致影响身心。若存萎靡情绪，诚非所宜，更无补于实际。一愚之见，未审以为然否。

## 三、复问蚕公酒

植炎医生：

10月12日来函，已收，垂问有关"蚕公酒"问题数点，奉复如下：

1."蚕公酒"是取交配任务完成的"雄蚕"，经过处理，与其他补气补血的中药和米酒，同浸半年，然后使用。

2.此酒用于血液病患者，有一定疗效。但要继续观察和改进，故至今未定型，配方容后公开。

3."蚕公酒"与"生血益髓汤"同用，初步效果有：

（1）能增强抗体抗病能力，支持化疗，减少因化疗而引起的副作用；

（2）大大减少输血量，减轻患者的痛苦和经济负担；

（3）对化疗所带来的骨髓抑制的恢复，外周血象的改善都起到比较满意的效果。

（4）提高缓解率，延长生存期，效果较以往进一步改善。

鄙人对白血病的研究还很肤浅，经验未充，不足之处，当希指正。

# 第六节　行医之余，百感交集之人生感悟

## 一、我方圆

1978年9月17日，时正农历中秋，是夕祖国锦绣河山，晴空万里，明镜高悬，光辉四海。万众举杯邀月，对酒当歌，一年一度，良辰美景，普天同庆！

祖国南疆之香港，绝大多数为中华儿女，庆贺中秋习与内地无异。不过，两个社会，两种制度，性质殊同，庆贺意义各自区别。吾人为国运兴隆，民族繁荣昌盛而祝，彼为个人发家致富，养尊享受而贺，二者不同，就在于此。

翻开今年港历，节日比内地提早一天，而中秋月圆，每岁只见一夜。到底以谁为准，言各有理，暂且不问。古人有"今夜月明人尽望，不知偏向哪方圆"之句，时乃谓，神州处处欢欣赏，月儿哪得不向我方圆？

1978年9月17日（中秋之夜）

## 二、意寄中秋

转届中秋，近来有忙有喜，然忙喜当中，切注健康要紧。

今夜天上月圆，人间秋半，"每逢佳节倍思亲"，不知飘零寄客，感激何如！

前赴风城，可曾得遇当局人否？行见事成之日，为期不远，将与中秋朗月，一样团圆，可谓预贺。

## 三、授课

普及科技知识，交流经验，提高科学技术水平，是促进四个现代化的重要课题之一。卫生系统学术活动，一般安排在周末下午举行。1978年9月16日，是日，气温32℃，1～2级东南风，予所作之"白血病的中医分型治法"学术讲座，地址在某医学院第六课室，室大而暗，闷热无风。

二十多年，予参加授课或学术讲座次数若干，日久忘记，不过，每讲起码清水一杯无缺。今日，110分钟，口不停讲，扇不停挥，汗不停流。讲，已成习惯；热，挥扇自凉；汗，拭之爽快。但因讲、热、汗三者引起之渴，无水饮，则至难堪！幸予学得反"渴"有术，舌抵上腭，口出津津，不为所困。

## 四、谢书

此书诵读几回，敬佩医理甚深，论据充足，手此一卷，可借助它山，获益良多。窃思学而有成，岂朝夕能及，阁下积数十年经验，总结成书，不仅有益于阅读，且是启迪后人，诚疾者福，医者光也。不才如我，亦如同荣。尚祈再接再厉，多成寿世之文，行见仁术仁心，何殊万家生佛。一愚之见，未审高明能鉴纳否。

## 五、失望与快然

春三日，某日午，雨过天晴，彩虹横卧，景色壮丽，气象万千。予正仰望长空，欣赏不可多得而又稍纵即逝的奇景之际，一女客临门，瞻之似海外归来。自述几度重寻不辨故地，遍问临近，获知先生仍居于此。予愕然问故，答谓于1964年患白喉重病，得君喉散外吹内服，数日霍然。去年冬天，喉痒痛，痛轻而痒甚。港（香港）医确诊不明，杂药乱投，从不解决，迁延数月，耗资无算，痒至难堪。特专程回穗，今幸得遇，恳再赐喉散，解我之困，则感激无尽矣。

盖中医治喉，擅内外兼施，见效快速，久为患者所赞许。惜予制之喉散，因今药源难找，费又高昂，不便再配，据实以告，来者大失所望，转而请开汤药。有感其诚，乃拟防风、僵蚕、蝉蜕、白芍、玄参、桔梗、蝴蝶草、川贝母一方与之。及今，想当年喉散，未知何时再能服务于患者，不禁怅然。

## 六、初出茅庐

韶光如电，似水流年，影事前尘，随波消逝，其有未能忘怀者。当五十年前，余学针灸初成。值潘姓某人，疾牙痛，为之针合谷穴，扎针未几，诉感不适，旋又心慌，望之神色殊异，即拔金针，彼已闭目不语，倾身摇摇欲坠，急扶卧下。艾灸百会穴而醒，牙痛顿消。

受治者晕针，在属常见，一般无大碍，但前亦难预料，初出茅庐之我，回想当时事毕，汗湿沾衣。

## 七、年会感事

中华中医学会广州分会1979年学术年会，于12月12日开幕。此次年会，是中华人民共和国成立后第三次，前两次学术年会分别在1962年、1964年举行。而今之年会，与上次相距时间达15年之久，实缘过去10年多来学会学术活动被迫停止，时至今日，来者青黄不接，恐后继无人。幸党中央明察，拨乱反正，中医学才有今日的春天。

是届学术年会出席代表共175人，老少一堂，人才济济，大家开放思想，畅所欲言，互相交流，共同学习，俱为促进中医药卫生事业实现现代化而努力。

会中所见，使予最敬佩者是黎泽名老医师，其高寿八十五，早已鸟倦知还，退隐家园。但人虽老而心未老，毫不计较个人休息，特将多年积累下来的宝贵临床经验，撰成论文，公之于众，为今次学术年会中所罕有，大会为之生色不少。

数日来，遇见不少阔别多年、两鬓星霜之老同学，相逢握手，共话沧桑，缅怀往事，无一不为中医药学前途感慨万千。彼等一致表示：有一分热发一分光，愿肩挑担子，培养新生力量，为中医后继有人而尽力。言深意重，能不令人肃然起敬？

可以欣慰者，我前所教1966年毕业之学徒30人，早分在各不同医院、工厂工作，目前已成为所在单位、医院的医疗骨干。有7名出席年会，其中2人在大会宣读论文，博得与会者热烈鼓掌。自顾从医向世，近五十年，一生辛劳，无大成就，言之诚愧，幸生徒辈起，初露锋芒。甚望其虚怀若谷，孜孜不倦，力求上进，为继承发扬中医药学作出应有贡献。如此，即予虽老，亦何愁后继乏人，寄语诸子，吾尔共勉。

## 八、非我所长

某中技学校班主任，年将花甲，体质素健。去年冬，双目视力减弱，确诊为早期白内障，几经调治，进步不大。而求愈心切，到处访医，传闻予精于此道，经介绍登门请诊。

一般眼疾，以往曾治愈一些，但对于白内障则愧无独到之处。外面所传，未免言之过甚。查患此疾者多属老年，病为慢性，即使制其发者，也费相当时日，愈尤不易。唯病者心冀越快痊愈越好，因而几度更换医生，以祈早日解除痛苦，固乃人之常情，未可非议，所以从始至末而能一医到底者，在我经历，可说没有，故疗效难于总结，无成绩可言。

人贵有自知之明，讲实话，由于缺乏足够经验，治白内障，非我所长。与其只顾维护个人声誉，敷衍塞责，拖延患者，莫若自白其短，乃劝另寻专科医院解决。非欲省事，实缘求有未能，由衷之言，客人闻之，方信道听途说失实。表示接受，握手道别。

# 第六章 薪火相传

# 第一节　陈炯抗学术经验

　　陈炯抗，男，1942年6月生，广东新会人。中国农工民主党党员。副主任医师。1966年毕业于广州中医学院（今广州中医药大学）。先后任职于广州市胸科医院及广州市第二人民医院（今广州医科大学附属第三医院）中医科。曾任中国中医药学会广州分会理事、内科学会秘书、科普学会委员，广州中青年中医学会秘书长，国际医学美容协会会员，广州科技协会中西医结合研究会、针灸研究会顾问。主要贡献：从事中医临床、教学、研究工作30余年。撰写医学科研论文数篇，分别在国际、国家级医学期刊及省市级学术会议发表和宣读。曾17次参加国际性、全国性及省市级学术会议。先后2次获广州科协优秀科研论文奖，6次获中国医药学会广州分会优秀学术论文奖，并获第二届世界传统医学大会优秀科研论文奖。精心钻研《伤寒论》"当以温药和之"理论，研究治疗慢性支气管炎。以中医为主，中西医结合，主攻内科学及妇科学，曾运用"中药人工周期"来研究不育不孕症和乳腺增生症的治疗。十分重视学科间的相互渗透，注重利用医院的现代检测手段来提高中医学的诊疗水平。曾被评为广州科协先进个人，被广东省人民政府记功。

　　陈炯抗是梁天照的弟子，继承了梁天照的学术思想，发表了运用梁天照的"青银汤"治疗肺系外感热病的论文，使"青银汤"的应用得以进一步推广。同时秉承了梁天照严谨治病及中西医结合的学术思想，在治疗慢性支气管炎、妇科不孕不育、乳腺增生病证方面疗效显著。尤其在治疗不孕不育症方面，治疗思想与梁天照一脉相承，强调"以血为用"是治疗妇科疾病的总纲，重视气血对人体生命活动的重要性，在岭南湿热之地喜用以当归为君药的四物汤加减治疗各种妇科疾病。运用"中药人工周期"疗法来研究不孕症，重视气血，三阶段养血调经种子，标本兼治。同时注重利用医院的现代检测手段来提高中医学的诊疗水平，疗效显著。

## 一、医案选读

【案一】

程某，女，32岁，工人，2009年6月14日初诊。

患者输卵管阻塞2年，月经量少1年，未避孕2年而未孕。月经：13岁初潮，经期3～5天，周期30天，量偏少，无痛经。末次月经6月7日，3天干净，量偏少。患者于28岁结婚，2007年曾因右侧输卵管异位妊娠行右侧输卵管切除术，术后半年行输卵管造影术，提示左侧输卵管阻塞。近一年渐出现月经周期正常，经量减少，较前减少一半以上，伴见疲倦，纳差，下腹隐痛。平素带下量多，色白，大便溏，舌淡、苔薄白，脉弦细。西医诊断为左侧输卵管阻塞，右侧输卵管切除术后，月经失调，建议行试管婴儿术。患者暂拒绝行手术治疗，遂求治于中医。就诊时诸症依然。

诊断：不孕症。

治法：补气养血调经。

处方：五物方加减。艾叶12克、当归12克、白芍12克、川芎10克、熟地黄12克、黄芪20克、党参20克、天冬12克、麦冬12克、五味子12克、金樱子12克、女贞子20克。3剂，常规煎服，嘱行经第14天复诊。

2009年6月21日复诊，诉疲倦较前好转，纳差好转，带下量稍减，遂取五物方加二丹方加减，处方：艾叶12克、当归12克、白芍12克、川芎10克、熟地黄12克、知母12克、黄柏12克、莪术12克、北柴胡12克、丹参20克、土茯苓30克、益母草30克。3剂,常规煎服,嘱患者月经前约5天再复诊。

2009年7月1日复诊,诉带下量明显减少,方取五物方加巴补方加减,处方:艾叶12克、当归12克、白芍12克、川芎10克、熟地黄12克、巴戟天12克、淫羊藿12克、桂枝12克、补骨脂12克、锁阳12克、菟丝子12克。3剂,嘱下次月经第5天再行复诊。

2009年7月12日复诊,诉7月6日月经至,量较前明显增多,继续以"三阶段养血调经种子"法为其治疗。依上法调治3月余后,2009年9月15日因月经未至,查尿,妊娠试验阳性,于2009年10月16日行B超检查,提示宫内妊娠,见孕囊约29毫米×23毫米,见原始胎心搏动,如孕7周。

**按:** 本人根据梁天照老师的思想,认为"以血为用"是治疗妇科疾病的总纲,因妇人月经、胎孕、产育、哺乳期都以血为用,同时又易于耗损阴血,使机体处于血分不足、气分偏盛的状态。治疗女子不孕症、月经失调等疾病要注重补气养血,常以四物汤进行加减。在养血调经方面,提出了"三阶段养血调经种子论",根据患者月经周期进行调经种子。第一周期为卵泡发育期(治疗时间为月经第5天到第8天),此期月经过后,血海空虚,冲任缺损,以大补气血、养阴调经为主,即养血调经促进卵泡生长:以五物方加黄芪、天冬、麦冬、金樱子、五味子为主;第二周期为排卵前期及排卵期(治疗时间为月经12天到16天),此期经血由血虚到渐满期,以养血疏肝化瘀为法,因卵子成熟,需活血化瘀推动卵子排出:以五物方加莪术、丹参、牡丹皮、黄柏、知母、北柴胡为主;第三周期为黄体期(治疗时间为月经23天到经前期),此期经血满溢期,以养血壮阳为主,因排卵后黄体形成不全,分泌孕酮不足,或黄体过早退化,需要支持黄体成孕:以五物方加巴戟天、淫羊藿、桂枝、锁阳、补骨脂为主。以2个月为1个疗程,一般坚持治疗3~6个疗程可获佳效,患者经调而成孕。本案就是根据这个理论治疗,让患者成功受孕。

**【案二】**

黄某，女，58岁，2013年5月18日初诊。

反复咳嗽1年余。患者1年前感冒后反复出现咳嗽，咯白色泡沫痰，咽喉痒，无鼻塞流涕，经多间医院诊治，咳嗽未见明显好转。诊见：咳嗽，泡沫痰，稍气促，晚上咳嗽明显，咽喉痒，怕风，恶寒，夜尿多，大便调，无盗汗，无消瘦。舌淡红，苔白，脉浮细。2015年1月和5月查胸片均提示双侧支气管炎。

诊断：咳嗽（风痰犯肺）。

治法：温肺化痰，祛风平喘。

处方：蜜麻黄8克、苦杏仁12克、甘草10克、莱菔子12克、白芥子6克、紫苏子10克、桔梗10克、法半夏8克、浙贝母12克、五味子12克、山茱萸12克、干姜10克、白芍12克、桂枝6克。3剂。水煎服，每日1剂。

2013年3月21日复诊。诉咳嗽大为好转，泡沫痰减半，咽喉痒好转，感觉药物口感甘甜没苦味，遂上方再口服5剂而愈。

**按：** 该患者反复咳嗽1年余，看其既往药方为清热化痰止咳药物多，从其脉仍浮象及痰质泡沫痰来看，风痰犯肺辨证明显，并且即使没有鼻塞流鼻涕，但仍恶寒怕风，仍有表证存在。按梁天照老师治疗风痰咳嗽方，可用三拗汤加小青龙汤加减起到温肺化痰，祛风平喘功效。其中夜尿多，加山茱萸起到补肾纳气平喘功效。

**【案三】**

王某，女，64岁，2012年12月4日初诊。

反复上腹胀痛1年余，加重3天。患者1年前反复出现上腹胀痛，空腹为甚，泛酸，常嗳气。我院行胃镜提示：糜烂性胃炎、十二指肠球炎，一直中西药治疗，症状反复。3天前与人吵架后症状加重，症见：胃脘部胀痛，泛酸，嗳气，纳差，难入睡，烦躁，大便不通畅，舌暗红，边有齿印，苔黄稍腻，脉弦细。

2013年6月查胃镜提示：糜烂性胃炎、十二指肠球炎。

诊断：胃痛（肝气郁结、肝胃不和）。

治法：疏肝和胃止痛。

处方：川楝子12克、枳壳12克、厚朴12克、郁金12克、陈皮12克、木香12克（后下）、砂仁12克（后下）、莱菔子12克、槟榔12克、白及30克、海螵蛸30克、合欢花12克、牡蛎30克。先煎4剂。水煎服，每日1剂。

2012年12月25日复诊。诉上方服后症状全消失，现方来继续调理，诊其舌脉象舌暗，边有齿印，苔薄白，脉弦细。上方加党参10克健脾和胃。

**按：** 该患者反复胃胀痛，胃镜提示胃炎，十二指肠球炎，一直中西医诊治。余追溯其病史，跟人吵架后出现症状加重，为其他医者未发现。根据患者的症状可辨证为肝气郁结，肝胃不和之证，根据梁天照老师疏肝解郁方自创"川楝子方"。方中川楝子、郁金疏肝和胃，砂仁、木香、陈皮健脾和胃，使土旺肝不过克，枳壳、厚朴、槟榔行气和胃醒脾，白及、海螵蛸制酸和胃，合欢花、牡蛎疏肝安眠。复诊后症状消失，加党参健脾扶正气。

## 【案四】

苏某，女，68岁，2009年11月25日初诊。

患者子宫内膜癌术后化疗1年，右下肢酸痛半年。患者子宫内膜癌术后化疗1年后，并发盆腔囊肿压迫神经，引致右下肢酸痛半年，酸为主，时有胀、痛，发作时手不可触。症状持续，昼夜不安，活动时加重。怕冷易汗，口干不欲多饮，纳可，不寐，二便调。舌暗淡，边有齿印，苔稍黄腻，脉沉细。

中医诊断：1.痹证；2.癌。证候诊断：气虚湿阻血瘀，兼有郁热。

治法：利湿通脉，兼清郁热。

处方：四妙散合当归四逆汤化裁，苍术12克、薏苡仁30克、黄柏12克、牛膝12克、桂枝12克、当归12克、细辛3克、独活12克、桑枝30克、丝瓜络30克、干姜

10克、白茅根30克、乌药12克。7剂。水煎服，每日1剂。

2009年12月2日复诊。诉右下肢酸痛明显好转，部位主要集中在臀部至大腿部，发作频次减少，程度可以耐受，仍喜暖怯寒，动则汗出。舌暗红，苔薄白，脉弦稍细。上方去苍术、黄柏、薏苡仁、白茅根，加用黄芪20克、牡丹皮12克、秦艽12克、狗脊12克。7剂。水煎服，服药后症状大减，疼痛已微。

**按：**梁天照老师认为治病首先要辨证精当，才能善治疑难。患者因年老且患癌症，手术化疗损伤后发病，当是气虚为本，继而湿阻血瘀为次。按"治病求本"的常规套路，治疗似乎应当以益气为主，但以下肢酸胀痛为主为急，是患肢血脉瘀滞不通为主，即湿阻、血瘀，故治疗重点应当活血利湿为先。故选用四妙散合当归四逆汤化裁。方中四妙散清利下焦湿热，当归四逆汤温通血脉，恰中主要病机，桑枝、独活、乌药等可入病所，并舒筋缓急。二诊时，下肢酸痛减轻，舌苔转薄，黄苔已去，脉带细象，是标症已缓，湿浊已去，病机重点转为气虚血瘀为主，选方用药可减去四妙利湿清热，并开始兼顾扶正，故加黄芪、狗脊、秦艽益气补肾，巩固疗效。故能取得良效。

# 二、学术论文选读

## （一）梁天照学术思想与临床经验简介

梁天照是我省知名老中医，学问渊博，经验丰富，早为医林名宿所心折。现值继承中医药学遗产，整理总结老中医经验之际，笔者不忍一代名医学术经验泯没，不揣浅陋，仅从梁天照理论、医案、论著、批语、医话等进行初步探讨，殊欠深入，不避越俎代庖之嫌，聊作抛砖引玉之举，仅写此文，以表达对梁天照的深切怀念，望梁天照生前友好及同门同学，指正补充为盼。

### 1. 学术简历

梁天照（1906—1981），广东顺德人。青少年时代就读于佛山和广州的私塾中学，中学毕业后考入广东中医专科学校学习。毕业后，于1936年始悬壶于佛山市太平沙，1946年在广州市龙津路开设诊所。曾任广东南海和广州医师公会会员，梁天照治病认真细致，疗效显著，深受病家信任。诊余之暇，喜爱词诗及书法等艺术。

中华人民共和国成立后，于1956年调入广州市第二人民医院工作，为该院中医科负责人。曾任广州市政协荔湾区委员。担任中华中医学会广州分会组织干事，学术干事、妇科学部委员；中华中医学会广州分会副理事长；中华中医学会广东分会理事等职。兼任广州中医药研究委员会委员、广州中医考试委员会委员、广州中医业余讲师、广州医学院中医教研组讲师、广州医科学术编辑委员会委员及广州历代名医整理小组成员，省子宫脱垂防治组成员。梁天照工作负责，任劳任怨，特别是打倒"四人帮"以后，工作更加意气风发，老当益壮，为继承和发扬中医药学、培养中医人才作出了很大的贡献。梁天照不幸于1981年4月27日患脑动脉栓塞逝世，卒年75岁。

2. 学术思想

（1）勤奋好学：梁天照生平好学，以《内经》《难经》《伤寒论》《金匮要略》《千金方》《温病条辨》等古典医籍为基础，参以《圣惠方》《济生方》《景岳全书》以及金、元、明、清的论著为辅，并吸收现代医学理论来阐明补充中医药学的内容，以提高医疗质量。梁天照的治学方法严谨，以博览、重点、精读为宗，认为医学书籍浩瀚，非博阅不足以广见闻，非重点不能提纲挈领，非精读不能灵活运用。在活学过程中，由博而重，由重而精，由精而用，于此活学，长期不懈，其医学功夫才能炉火纯青。梁天照还主张吸收新知识，发扬古训，吸取各家学说之长，化弃自己之短，反对各学派之偏见和医阀思想。以临床为基础，疗效为标志，探其规律，充裕理论，逐步创建自己的学术观点。

（2）中西医结合：梁天照在学术上无中西医门户之见，大力提倡中西医学相结合，互相取长补短，熔于一炉。从梁天照的临床工作中，以中医学为主，兼学习西医知识，主张中医辨证的同时参考西医学的诊断；在施治时，以实效为依据，取得实效之后，再研究其理论机制。梁天照谦虚好学，在西医学中有不懂的课题，不耻下问，向西医师、护士请教有关的问题，团结协作，订出中西医结合的治疗方案抢救危重症的患者。记得有一次因救治无效而死亡的青年女性患者，要行尸体解剖，了解原因，以取病理结果，提高今后的学术水平，提高今后的治疗经验和吸取教训，他不但亲自去观看了解，还指示我和其他学生一起学习观看，提高我们的认识，至今记忆犹新。

（3）实践与理论相结合：梁天照对中医学术有所提高和进步时，常说："我们不能闭门草率，自以为是，就是自己获得学术理论新观点时，必须通过实践来证实效果。"1958年，我市曾出现流感流行，梁天照竭力搜罗古今医籍，细心琢磨，拟订出治疗方药——"青银汤"供同志们参考。而自己在治疗过程中，按照原定方药治，做到胸有成竹，而免暗中摸索之苦，治疗效果很好，深得同道们的称赞。1965年我市再度流感流行，梁天照和我再应用"青银汤"共施治500余例，效果显著。梁天照治学不但严己，教导我们也是如此。他指出，医学这门科学，既不能离开书本，也不能专靠书本，还要结合别人和自己的临床经验，要书本和临床实践相结合。因此，梁天照在带教我们时，要求我们每周结合自己的临床实践写一篇"临床日记"或"临床手记"之类的文章。梁天照在我的"临床手记"中有这样的批语："根据自己的临床材料，并加以理论论证，便成自己的文章""能将祖国医学之麻疹发病机制及各期见证和治疗原则写出，层次分然，若加上临床实践和经验，将来用之，当然得心应手"。从这些批语中，更可见梁天照在疾病的诊治过程中，是非常重视理论和实践的结合。

（4）记忆和理解相结合：梁天照对古典医籍强调重点记忆，全面了解。记忆是为了继承，没有继承就谈不上整理和发扬；所谓了解，就是在原著的基础上加以批判地继承。如果只重记忆容易呆滞不化，若在重点记忆的基础上加上全面的了解，则可融会贯通，自然灵活运用，推动学术进步和发展。因此，梁天照对学生考试的命题，总是略加变制而命题，如《伤寒论》的承气证与《温病条辨》的承气证有何异同。这样的命题，既注意到对古典医籍的记忆，又重理解，对培养高质量的中医接班人才是必要的，实有很大参考价值。

（5）辨证精当，善治疑难：梁天照在临床时，能将错综复杂的病症，运用各种辨证方法加以分析，从而对施治起了很重要的作用，因而很多疑难的病例都能得到满意的治疗效果。他在指导我们诊治一个较疑难的病例后，要求我们写出临床心得，梁天照在我的手记中批道："患者真实可靠材料+（医生丰富经验进行分析）理论根据=正确诊断和治疗。诊断和治疗是相互关系，于此可见"。由此可以看到，梁天照是如何潜心于辨证论治，审证求因的。同时对指导用药治疗有其重要的作用。以后我们在临床中体会到，对疑难病例的治疗，按照上述的"梁氏公式"进行辨证和施治，可以起到执繁就简的作用，因而对提高疗效有一定的作用。所以"梁氏公式"是有一定的参考价值的。

（6）医德高尚，着眼服务患者：梁天照一生谦虚，好学，绩学靡倦，行医后先享盛名，从不骄矜自负。高尚的医德、良好的治病态度，不说人短，不攻同道，热忱为患者服务，正是梁天照学术思想的基础。很多时候，病房抢救危重症患者，他随叫随到，白天如此，深夜也如此，星期天有时也回院诊视患者才放心休息。对患者服务态度好，从来不发脾气，并耐心向患者解释，他在我的临床手记上批语道："患者性情易激动，特别久病为甚。当日厂某某之态度，确属无理取闹，然为医者，应多体谅。"可见梁天照对患者如亲人，从不谩骂患者，深得患者及家属赞许。同时，梁天照对患者的治疗处方，总是深思熟虑的，从不做轻率的处理。例如当时有位外科医师，自己患有溃疡病，未肯接受手术治疗，而求治于梁天照。梁天照为他诊治后，对我们说："外科医师患有胃溃疡病自己刀下留情，望彼对其他患者像对自己一样，流血自减。"可见梁天照对患者的处理，从不轻率。对我们教益不少。

### 3. 学术成就

梁天照在医学上的成就是多方面的。每遇一病，总是大量搜集有关文献资料、古医典籍，再结合自己的见解，加减配伍成方，施治疾病，遵古而不泥于古，重今而不非今，古今结合创新方。笔者从梁天照的临床实践中曾为他总结出内、外、妇、儿科病总共67个经验方（待整理成册），这批验方，我们应用于临床至今。如梁天照"青银汤"，其组成是：青蒿（后下）、银柴胡、芦根、黄芩、金银花、连翘、桔梗、蔓荆子。此方有清热解毒、宣肺发表、生津等功效；从现代药理学来说，有抗菌、抗病毒的作用。此方可用于外感风热及感染性热病的早期，如感冒、流感、腮腺炎、乳腺炎、产后发热等证。又如梁天照"生血益髓汤"，其组成是：黄芪、党参、熟地黄、当归、枸杞、何首乌、黄精、鸡血藤、补骨脂、骨碎补、怀山药、谷芽、麦芽。此方有温肾健脾，补血益气之功。对白血病结合此方有一定的缓解作用，还可治疗再生障碍性贫血，术后、产后、外伤、久病等所致的贫血也有较良好的效果。

梁天照生前著有：《41例产后尿潴溜疗效观察》《小儿夏季热（附40例临床分析）》《新订"青银汤"治疗热性病（附500例临床分析）》《中西医结合治疗白血病——生血益髓汤临床疗效分析》等20余篇论文，分别刊在中央及省市一级的医学杂志上，或参加全国及省市医科学术会议上交流。梁天照还选有《开天医话》一册，此册具有普及性、趣味性、知识性及学术性，文法流畅、引人受读。

此外，梁天照还有牛、羊、猪、鸡、鸭、鱼等各类的饮食疗法方（待整理成册），对疾病的辅助治疗有一定的促进作用。梁天照在致力于临床、科研的同时，还致力于中医教学的工作，曾编写了一批教学讲义、讲稿，亲自培养中医事业接班人，至1966年5月以前就有30余中医学生，很多人成了各医疗单位的技术骨干。正如梁天照写道："余三十年来，一生辛劳，无大成就，言之诚愧，幸生徒辈起，初露锋芒，甚望其虚怀若谷，孜孜不倦，力求上进，为继续祖国医药学作出应有贡献，予虽老，亦何愁后继无人，寄语诸子，吾与尔共勉。"可见梁天照对其学生的希望何等心情！深得学生的尊敬和爱戴！

### 4. 现举一二例病案，以示一读

（1）产后癃闭（尿潴留）

关某某，女，23岁，工人，住院号：25106。

1960年3月5日初诊：患者于1960年3月2日第一孕第一胎顺产出男婴后，一直未排出小便已2天多，下腹胀痛，大便正常、无发热恶寒，胃口好、口中和、不甚渴，伴头晕目眩、手足软无力，舌淡苔薄白，脉细弱。处方：山茱萸12克、怀山药20克、云苓12克、泽泻12克、熟地黄30克、丹皮12克、附子10克、肉桂心（焗）1.5克、车前草30克、牛膝12克、黄芪20克。配2剂，每天1剂，水煎服，即日翻煎再服。

1960年3月8日再诊，诉小便仍不通，诸证未减，再按上方，配2剂，服法同前。

1960年3月10日三诊：诉昨天服药后曾排出小便6次，色黄似脓，下腹胀痛明显减少，头晕目眩及手足软无力有好转。舌脉如上。

处方：女贞子12克、怀山药20克、生地黄20克、熟地黄12克、知母12克、黄柏12克、泽泻12克、牡丹皮12克、石韦30克、木通12克。配3剂，服后小便转清，余状消失，于1960年3月15日出院。

按：梁天照认为癃闭一证，根据《内经》："膀胱者，州都之官，津液藏焉，气化则能出矣。"以及"膀胱不利为癃"的理论，膀胱气化不利，可以导致本病。然膀胱为藏溺之所，其气化之出，有赖乎三焦，而尤以下焦最为重要。若三焦气化不及州都，则水道不通利，于是成癃闭。此外也有因尿道阻塞所引起，亦数见不鲜。追究原因如下：①色欲不节、七情所伤；②上焦肺热、热燥伤津；③中焦湿热不解，下注膀胱；④下焦肾阳不足，命门所衰与跌打外伤等。

此例为产后冲任所致，致肾气不化，尿潴留于州都成患。故用济生肾气丸治疗，肾气得化，冲任得调，州都自然安康矣。

（2）石淋（右输尿管结石）

梁某某，男，68岁，医师住院号：保健121。

梁天照自感右腹痛数月，时作止，于1974年8月12日，右腹疼痛剧作而入院。入院伴有血尿、头晕无力、手足软、胃纳差。小便常规：蛋白++、红细胞++++、脓球+++、白细胞+++，并作X线腹部平片：提示右输尿管上段1.2厘米×0.7厘米之结石影。自拟处方：黄芪20克、党参20克、金钱草30克、杜仲12克、钟乳石12克、牛膝12克、香附12克。连进十余剂腹痛好转，小便明显好转，自行出院。

出院后，梁天照再自拟处方：黄芪20克、党参15克、车前草60克、芦根30克、巴戟天15克、狗脊15克、石韦30克、金银花15克，共进15剂。于9月15日早上小便时，阴茎膨胀，小便不通，只是血水点滴流出，伴头晕、心慌，片刻后排出1.2厘米×0.7厘米的锯齿状椭圆形之尿石一冲而出，血尿流顺而下，病即爽然消失。

按：梁天照认为，石淋一症多为食肥甘湿热之品，以致湿热蕴积于下，尿液受其煎熬，日积月累，尿中杂质结为砂石，或在于肾、或在于膀胱、或在尿道。梁天照平素嗜酒及甘肥之品，是其主因，加之年老体弱，肾气虚弱。所以在利水通淋的同时，兼以益气固肾之品。

梁天照认为若石块太大或在不利排出的位置时，中药还是难以排出的，应予手术治疗。关于避免再度复发的问题，梁天照建议：①多饮开水，②饮食调味不宜过咸，并减少肥甘厚味及酒等湿热之品。③若小便尿频尿急及尿痛等应予及时诊治，找出原因。以上3个建议，可以减少砂石再结并及时从浅轻治之。

5. 结语

由于梁天照毕生勤奋学习，重视实践，结合理论，取各家之长，而不拘泥于一格，故能采博众长，取得卓越成就。他为继承和发扬中医药学遗产、培育中医药后继人才作出了应有的贡献。

我们要学习梁天照谦虚谨慎、踏踏实实的工作作风；严肃认真、一丝不苟的治学精神；实事求是，勇攀高峰的科学态度。不断提高中医药学术水平，积极展开科研临床研究，作出我们应有的贡献，为完成梁天照的未竟事业而努力。

### （二）中医科研设计的思想应以辨证论治为主体

中医学的理论体系与辨证治疗法则，实际上指导着中医的临床实践。因此，中医的经验方剂，固然是临床试验的物质基础，而中医学术体系及其基本法则，目前还是临床试验的重要参考资料，在临床试验时，二者是密切结合而不可分离的。

临床试验的资料应与试验目标一致。从试验目标的要求来收集资料，因此，资料的选择，以能充分反映中医学术理论体系及其基本法则为主体。

临床试验是错综复杂的问题，必须在辨证指导下来进行，如重视试验资料的选择标准，资料的分类以及资料的总结情况估计等，才能避免错误。

临床试验的条件和方法，必须做到正确的诊断和辨证指导下系统的治疗，同时，还要做严密的临床观察，才能体现出科研设计的思想以中医辨证论治为主体。

最后，作者就现阶段中医科研工作中存在的几个问题，如研究的原则、选题、研究方法、急性病的研究、科研设计的总结等问题，重点地提了出来，希望通过讨论，能得到解决。

中医基础理论及临床科学研究的设计方法很重要，它关系到从事某项研究课题是否取得预期成果，并在鉴定评选中是否符合科学性、实践性、先进性的标准。中医科研的设计，首先要认识中医学所具有的学术特点，否则就得不到理论和临床上可靠的规律性的认识，并在此基础上进一步提出新的理论和临床经验来。为此，笔者提出"中医科研设计思想应以辨证论治为主体"的建议，与同道们一起探讨。

### 1. 中医学术理论体系的特点

要从事中医学术的实验研究工作，在科研设计时，必须首先认识和深入了解中医学术体系的各个部分，特别是它的特点所在。什么是中医学术的特点呢？或者认为中医学是我国历代人民在与疾病作斗争的过程中，总结出来的一整套理论体系与实践方法。可以概括为下面三点：第一，以阴阳、五行学说为理论基础。阴阳五行学说贯穿于中医学的各个方面。脏腑、经络、病机、诊法、辨证、防治、中药等中医基本理论无不可以从阴阳五行学说得到解释。第二，以整体观念为指导思想。中医学认为人体各部分是一个有机整体，人与自然也是统一体，《内经》反复强调为医者应"上知天文，下知地理，中知人事"。第三，以脏腑经络学说为理论核心。脏腑经络学说广泛地应用于中医学的生理、病因、病机、诊断、治疗、预防各方面。机体依靠脏腑的功能活动来供给所需物质，而且更能指导理论和临床研究的实际运用。

此外，中医学术经验中，尚有一部分未纳入中医学术体系的简易疗法、民间单方、秘方，在临床上往往起着显著的医疗作用，这些未经系统总结的经验，虽然不是中医学术的核心所在，在科研设计上，亦应予足够的重视，从科研探讨其理论和验证其疗效。

### 2. 临床实践研究的意义

现代医学的研究，自从有了实验医学以后，一般的研究程序是从实验研究取得成果后，再到临床作试用研究。中医学是几千年来临床实践经验的积累，它的理、法、方、药经过世世代代千万人的临床实践，证明是行之有效的，副作用又较少。因此，中医科研设计应以辨证论治为主体，且其意义还有如下四方面：

（1）临床试验是联系目前中医文献整理与实验室研究之间的一道桥梁。临床试验当然要有试验的资料，这些资料，首先又必须依赖于文献整理。目前的条件下，人力、时间都不容许我们作一般性的文献整理工作。因此，我们要求在文献整理时应该考虑为临床试验服务，也就是说，当前的中医文献整理工作，必须为临床试验提供可靠的试验资料。笔者认为，临床试验如果离开了文献整理的依据，是盲目性的试验。同样，我们作实验室的研究，如果离开了临床试验的成果，而作大海捞针式的摸索，也势必要走许多弯路。因此，在中医科研设计上，强调辨证论治为主体，是符合客观实际的，是符合科学规律的。

（2）可以进一步发现中医学术研究的正确方向。在没有作严密的临床试验研究之前，大家对中医的认识可能是不一致的。一些人认为中医精华在方药技术上，也有人认为在某些基本法则上等。由于认识不同，在提出中医科研方向时，大家不可避免地或多或少地带有主观性。只有通过临床试验，探析究竟是某些验方起着主导作用，还是其他，使中医学术的研究提到一个更新的阶段。

（3）可以促进中西医学的结合。过去一些人想利用现代科学来批判中医学，也有人认为中医学是有一整套的独特体系，一时不容易与现代科学接轨。而在当前，比较占主体的是牵强附会，枝节拼凑，如把西医学的某些病相当于中医学的某些病，把西医学的病原病理、诊断、预后直接搬过来，再附上中医方剂药物。这样对中医和西医各自的学术特点无所发挥，对所试验的中药效能的药理根据，也无从说明。因此，在科研设计上，以辨证论治为主体，通过系统的试验研究，可以体现出中西医学术合作的可能性和必要性，对克服上述的缺点，多少会起到一点作用，也只有这样，中西医学术才能合流，才能使之成为一门新的医药学。

（4）有利于多学科的研究。中医学理论都有其科学的内容，揭示这些理论的奥秘对人们认识生命本质和发病规律以及革新治疗方法会有帮助。中医理论往往以朴素的、整体的、联系的、思维推理，来概括人体各种物质运动，以及环境中各种因素对人体的影响。对此，除运用现代基础医学进行研究外，组织多学科来综合性地研究探讨，是十分必要的，但必须以辨证论治为主体肯定中医疗效，才能完成这一繁杂的多学科的研究任务。

临床试验虽是中医学术研究的主要部分，但不应把它看作中医科研工作的全部。如果有些临床研究被否定的话，并不等于把中医科研全否定。因为中医学术理论和临床研究工作是非常错综复杂的，它涉及文献经验总结的正确程度，中西医的配合、患者与医生的合作，药物的真伪等一系列问题，这些都会影响到临床试验研究的答案。

### 3. 试验目标

在开始临床试验时，一个最基本的问题，就是试验的目标问题。从目前讨论中医学术研究的文献来看这一问题，似乎提得还不够突出，或者是由于对中医学术的看法还不够一致的缘故。

目前，对中医临床试验目标的意见，主要偏重中医治疗的方剂药物上，把它统一起来，规定其适应证、禁忌证、剂量等，只观察药物的总体疗效，同时，以药理学观点进行研究其发生效果的物质基础。甚至有人认为"中医的理论是以中药的作用为根据的，所以研究中药，就是研究中医，中药效用的适应证解决了，中医的问题也解决了"。以上种种偏向和"目标"，都是不切实际的。

以中医自己的看法，中医学术经验中，最主要的是它的基础理论及法则，如果离开了这些东西，中医是无所施其技的。事实上中医药物的疗效是按照这些理论和法则来支配的。同病异治，并不是不正常的现象。因为中医认识疾病及其变化所牵涉的范围甚广，医生不仅要解决矛盾的普遍性，而且更注意矛盾的特殊性，因而也就必然使用不同的药物了。如果只注意到人的同一性，而不注意人的不同的具体条件，如体质、病型、时间季节、地理环境等，一律使用同一方剂，这在中医看来才是反常的现象，由于中医学术上有这些特点，因此，在中医科研设计时，仅仅注意药效还是不够的，而更注意到中医一整套理论体系及其法则在临床上所起到的指导作用的结果。因为我们临床试验的目标，主要是通过试验，能反映出如寒热虚实，温凉补泻等的客观内容，希望它能多少给我们一些启示：丢掉这些东西行不行？丢掉有什么好处？

总之，临床试验的目标，不仅应注意到中医经验的方药上，而更应注意到中医学术理论的特点上。虽然条件难度可能大些，但目标应该是肯定的，有了试验目标，研究就较为顺利一些。

### 4. 试验资料

要使临床试验得到正确的答案和取得预期成果，除了有正确的试验目标外，搜集正确的试验资料也是很重要的一环。

（1）试验资料的选择标准：对于这一问题，有的主张现今有经验的医生的"活经验"重要，有的认为历代医药文献积累的经验重要。笔者认为试验资料的取舍标准，应该与试验目标相一致，而且还应该根据试验目标来选择资料。如前所述，试验目标不仅应注意方药，更应注意中医的学术体系及其法则，因此，试验资料的选择标准，就要求有代表性，能反映出中医学术的特点。

（2）试验资料分类：有人主张按中医的药效系统分类，然后再归纳到现代疾病名称项目下；有人主张按所需要解决的医疗问题如乙型肝炎等，根据中医辨证定型，列举治疗方法，而不是硬搬几个处方出来。我们认为，这两种意见，目前应该并存，前者适应慢性病的试验要求，后者适应急性病的试验要求。值得注意的是古今疾病概念不尽相同，古人对一般急性热病通称"伤寒"或"温病"，有通性而无个性；今则分门别类，界限严格。其他如慢性病，古人多从症状和体征求区分，今则从病原体来区分。因此，试验资料的分类，应充分考虑到上述的这些问题，从而体现中医科研设计应以辨证论治为主体。

（3）资料的总结：对搜集的实验资料，经过分类以后，要加以总结。总结的目的在于发现中医对某些医疗问题的处理态度及基本法则，在总结时，必须对资料的时代背景，治疗对象的各种条件，以及药物的产地、种属、药用部分、配伍、服用方法等，做深刻分析，因为这些都直接关系到药效问题，如果不在总结时弄清楚，那么，将来依靠这些资料去做临床试验时，便很可能大走样。

## 5. 试验条件及方法

临床试验的目的，在于进一步肯定中医的治疗效果，并为进行实验室的研究提供可靠的资料。根据这一要求，就必须做到"正确的诊断，系统的治疗，严密的观察"。

所谓"正确的诊断"，是包括中西医学双方面的诊断。对于西医的诊断，应包括各种理化检验，如仅有一般常规检验及设备，则其准确程度要大大地打折扣。中医方面的诊断，目前还是比较复杂的，我们有责任从速提出中医统一诊断标准和规范，一般应包括中医的病因、病理、病机等内容，但不宜为某些新的名词术语打乱了原来系统，否则就不容易观察出中医原有一整套体系的一贯性和面貌。事实上有许多临床医家，往往一听到西医的某些诊断，便减低或失去了自己对疾病的诊断信心。

所谓"系统的治疗"，是指中医的治疗应该标准化、规律化而言，当然这是一个很复杂的问题。笔者初步的意见，认为可从以下几方面来考虑：①不反对每一疾病分出寒、热、虚、实等病型，每型找出基本法则及代表方剂，而且对每一疾病发展过程中的各个阶段，也应有基本处方。②单纯的一个疾病出现的情况较少，而且有许多疾病多为继发性，因此，对合并症，原发性或继发性的疾病，也应定出一套治疗办法来。③中医认为"有成方而无成病"，处方时依当时所见的症状而有加减之法，此种加减法与基本方的疗效，在主观上易于区别，在客观上应考虑药物的拮抗作用及化学作用。④试验资料中所总结出来的法则及基本处方，可能与医生个人的经验有出入，应考虑如何适当地结合。⑤中药方剂配伍上的应用差别很大，如麻黄主治表寒证，但麻黄配生石膏与配桂枝的作用就完全不相同，这些问题，在科研设计上应予注意。

所谓"严密的观察"，包括中医辨证论治的眼光，详细记录其转变进退，以及在试验过程中的生理、病理检查，出院后随访追踪。为了便于观察试验资料、法则及其处方在临床引起的生理、病理变化，一方面应将试验过程划分成若干段落，在每个段落结束后，加以小结，在全部过程终末时，再做最后总结；另一方面，可将患者划分为若干小组以便对照。在总结时，应注意以下几点：①每一疾病寒、热、虚、实等各型的生理病理性质；②体内平衡状态的被干扰程度及恢复次第；③主症和主药互相适应及消长情况；④患者主观条件对于药方的适应及消长。当然，这样的要求，只有在住院的条件下才能做到，也只有住院的条件下才是比较可靠的验证。

### 6. 现阶段中医科研设计存在的几个问题

（1）中医科研设计的原则问题：研究中医学术必须根据中医学术特点来设计进行，也就是以辨证论治为主，这是一个肯定的原则。如果我们离开了这一原则研究来的东西，必然背离了中医学的本来面目，甚至牛头不对马嘴。有人说："目前中医科研设计工作，关键是在肯定疗效，只要疗效肯定了，关于理论体系的争论都会迎刃而解。倘若疗效不肯定，关于理论方面的一切讨论是毫无实际意义的纸上谈兵。"从检验理论是否正确的一点来看，当然它的关键在于疗效如何，但如果因为他的理论体系有许多争论，便把理论体系一脚踢开，这很难使人同意，这对中医科研工作只能起阻碍作用，过去"废医存药"的错误不应让它重现。

（2）中医科研设计的选题问题：中医临床试验，目前可分两类：第一类是以现代医学概念中某一疾病的临床为主，如高血压、冠心病、肺心病等，这是肯定疗效，总结经验的中医研究；第二类是以某一著名或家传秘方、验方、单味药为主，如当归芍药散治疗痛证、复方灵芝汤治疗慢性肝炎等，这也是肯定疗效的研究。但第一类和第二类研究不同，第一类可以根据中医理论特点结合具体病证的变化运用多种多样的方药，而第二类则是可选择适当的适应证，方药组成始终不变，或不能大变更。这两类研究选题，仍可同时并存。目前主要的问题是，在选题上似过于偏重大题目，如高血压、肝硬化等尚属世界上科学水平未能解决的问题，中医要把这些大题目全部背起来，从赶上世界科学水平来说当然有重大的意义，但若忽视了中医研究工作者的专业特质，忽视了许多中医具有良效的其他题目，也是一种脱离实际所造成的损失。在以一个验方为研究选题上，则存在不顾症状如何，单纯以现代医学概念的某一疾病为对象的缺点。笔者认为，选题宜小不宜大；选好研究的题目关键在于思路，如 ①从西医的"空白"点，中医的特点出发来选题。②从中西医临床治疗效果比较中来选题。③从中医理论上的交叉或矛盾之处来选题，从中医理论上近似之处来选题。

（3）研究方法问题：中西医学技术上的密切合作，是中医临床研究的基本方法。在中医方面，如何使"辨证论治"比较标准化，是一个关键。如果"辨证论治"的"证"标准不一，势必跟在患者的症状后面跑，而随证加减方药，漫无边际，影响疗效及总结的正确性。相反过来，如果把"辨证论治"的"治"固定下来，不受"证"的转化影响，又可能变成单纯的机械的方药实验者，脱离了中医学术的特点。而且目前在"辨证论治"很难一下子统一起来的情况下，必须通过长期的共同学习，如温习经典，临床病例的讨论等，才能统一认识，逐步解决。

（4）关于研究急性病的问题，越来越多的材料证明中医不仅对慢性病有着丰富的经验，对急性病也有着许多优异的处理办法。目前中医科研设计的选题，大部分属慢性病，而急性病较少。从研究的角度来看，这里是存在一些问题的。比如说：慢性病辨证"标准化"是比较方便的，也就是说，在研究方法上比较固定，易于控制实验条件。但过多搞慢性病，就会在一定程度上造成中医疗效的不易肯定。目前若要研究急性病，研究条件、患者的来源等一时又难以解决，更重要的还是要解决中药及其剂型改革等困难。

（5）中医科研的总结，中医临床经验的总结，目前有两种方法，一种方法是按照中医基础理论系统，将全部过程的主要共同点加以分类和归纳，反映出中医辨证论治的规律性。由于中医治疗的个别性和连贯性特别强，因而这种方式的总结带有很大的选择性，必然会丢掉很多材料，因此这种总结，不能充分反映临床经验的实际情况，总结与实际往往走样。如果是没有一套中医理论的人，接受这种经验推广是很困难的。另一种方法是学习西医一般病例分析的方法，这种方法用于某一方药的实验是可作借鉴的，也能大致反映方药实验的实际情况，这种总结易于推广，但缺点是未能充分反映中医的特点，也不易为中医所接受。中医只有个案经验总结，没有大规模的病例总结，而且过去的总结多以症状为主，目前总结是以现代医学概念的病名为主，一个现代病名包括许多的症状，把许多的症状用中医学术观点系统总结起来，自然会遇到较大的困难。

以上极为简单地提出了目前中医科研工作中所存在的几个问题，目的在于引起大家的讨论，有些要我们想办法解决，有些我们目前还没有办法解决，希望通过讨论，能得到较满意的效果。

## 7. 总结

本文仅从中医科研思想应以辨证论治为主体的思路和思维的基本方法上做了一些探讨性论述，供从事中医、中西医结合科研工作者参考，对一些具体技术问题涉及较少，错误地方在所难免，敬希同道批评指正。

# 第二节　陈文裕学术经验

陈文裕，女，副主任医师。2009年6月毕业于广州中医药大学中西医结合临床七年制专业，师承陈炯抗，专业特长：中医药辨证治疗各种妇产科疾病及内科常见病。擅长中医药综合治疗不孕症，试管婴儿术前调理，多囊卵巢综合征，盆腔炎性疾病，自然流产，围绝经期综合征，月经病等妇产科疾病，以及中西医结合治疗内科疾患。学会任职：广州市中医药学会监事，广东省中西医结合学会生殖医学专业委员会委员，广东省中西医结合学会妇产科专业委员会委员，广东省中医药学会妇科专业委员会委员，广东省泌尿生殖协会委员，广东省中西医结合学会中青年工作委员会委员。科研方面主持省市立项2项，参与国自然基金1项，发表论文10余篇。

## 医案选读

### 【案一】

张某，女，38岁，初诊：2015年2月20日。

患者未避孕5年未孕。患者既往月经欠规则，有多囊卵巢综合征病史，2年前曾孕6周自然流产1次，后一直未孕。末次月经2015年1月26日，量少，5天干净。现腰膝酸软，夜尿多，咽喉有痰感，大便偏烂，带下量多，色白，无异味，无阴痒。舌暗淡，边有齿印，苔白，脉沉细。

既往史：多囊卵巢综合征，2年前自然流产1次。

**辅助检查**：2015年1月查性激素6项未见明显异常；抗缪勒氏管（AMH）激素偏高。

**诊断**：不孕症。证候诊断：肾虚痰瘀互结。

**治法**：补肾化瘀，温阳化痰。

**处方**：当归12克、白芍12克、熟地黄12克、川芎10克、艾叶12克、仙茅12克、菟丝子15克、淫羊藿12克、续断12克、锁阳12克、丹参20克、益母草30克、香附12克、浙贝母12克、法半夏10克、北柴胡12克、莪术8克，5剂，水煎服，每日1剂。

2016年2月28日复诊。月经未来潮，诉腰酸减轻，咽喉有痰感减轻，大便偏烂减轻，上方去浙贝母、莪术、益母草，加续断、桑寄生，加强补肾功效，5剂。

3月14日复诊。尿妊娠试验阳性。后一直寿胎丸加减安胎至孕12周，2016年12月顺产1女。

**按**：不孕症患者辨证多虚多瘀，本患者有不良堕胎史，结合临床症状，可辨证为肾虚痰瘀互结，治疗上补肾化瘀、温阳化痰，并根据月经的经水变化而辨证加减。根据梁天照和陈炯抗治疗肾阳虚的不孕症方药，可选二仙汤合四物汤加减治疗，方中仙茅、淫羊藿、续断、锁阳温阳补肾，丹参、益母草、莪术化瘀通经；香附疏肝解郁；浙贝母、法半夏化痰通络，全方共奏补肾温阳、化瘀祛痰之功。

【案二】

邓某，女，52岁，初诊2016年12月7日。

患者经行腹痛伴月经量越来越多5年，加重2月。既往子宫腺肌病病史，多方诊治，痛经越甚，月经量越来越多，建议全子宫切除术，患者暂拒绝行手术治疗。末次月经2016年11月10日，量多如注，血块多，腰痛下腹痛，11天干净。现疲倦，面色无华，怕冷，腰酸软，纳差，大便烂，不寐，舌暗淡，边有齿印，苔白腻，脉沉滑。

**辅助检查**：2016年12月7日我院B超检查提示子宫增大明显，子宫腺肌病合并腺肌瘤，双附件未见异常。血常规示血红蛋白86克/升。

诊断：1.症瘕（脾肾两虚夹血瘀）；2.虚劳（气血两虚）。

治法：健脾补肾，益气养血，消症散结止痛。

方药：当归12克、白芍12克、川芎10克、艾叶12克、熟地黄12克、砂仁6克（后下）、巴戟天12克、锁阳12克、桂枝12克、淫羊藿12克、补骨脂12克、益母草30克、香附12克、乌药12克、干姜10克、吴茱萸12克、猫爪草30克，5剂。

2016年12月15日复诊。2016年12月12日月经来潮，痛经减半，月经量尚多。遂上方去桂枝、补骨脂、淫羊藿，加党参20克、麦冬12克、五味子12克，5剂。

2016年12月26日复诊，诉疲倦稍减轻，口苦，舌根苔稍黄。遂上方去党参、麦冬、五味子，加黄柏12克、北柴胡12克，5剂。

2017年1月5日复诊。疲倦较前减轻，腰酸痛，上方去黄柏、北柴胡，加巴戟天12克、锁阳12克、桂枝12克、补骨脂12克，5剂。

2017年1月18日复诊，月经2017年1月13日来潮，痛经较前又减轻，月经量亦较前减1/3。遂按月经周期疗法治疗3月，2017年2月15日复查B超：子宫较前缩小，子宫腺肌病；血常规：血红蛋白106克/升。继续按此法诊治，现患者痛经消失，月经量稍偏多，2018年6月复查B超：子宫较前缩小，子宫腺肌症；血常规未见明显异常。

**按**：中医无子宫腺肌症病名，可参照"症瘕""痛经""不孕症"进行辨证论治。本案患者已接近绝经年龄，无生育要求，可保守治疗2～3年改善痛经和贫血症状，使子宫缩小或子宫无进行性增大。秉承陈炯抗的中药周期疗法，运用其"女子以血为用"的思想，从脾肾气血入手，基本方：当归、白芍、川芎、艾叶、熟地黄、砂仁、益母草、香附、乌药、干姜、吴茱萸、猫爪草，全方温阳补肾，补气养血，软坚散结，并适当在经前加巴戟天、锁阳、桂枝、淫羊藿等补肾壮阳；经后加党参、麦冬、五味子等益气养血；经中间加北柴胡、黄柏、莪术等疏肝通络。根据月经周期，周而复此，坚持治疗1～2个月，并继续辨证配合周期疗法治疗，方可成效。

**【案三】**

吴某某，女，26岁，初诊2020年2月1日。

患者2020年1月28日开始发热咳嗽，体温38.1℃，2020年1月29日我院急诊查血常规：白细胞4.85×10⁹/升，中性粒细胞3.20×10⁹/升，中性粒细胞占比66.00%，淋巴细胞1.19×10⁹/升，淋巴细胞占比24.5%；C反应蛋白6.23毫克/升；胸片：双肺纹理增强，请结合临床；心、膈未见异常。急诊医生予芬必得及抗病毒口服液治疗，1月30日下午仍发热38.6℃，患者自行加阿莫西林胶囊、金荞麦片，橘红化痰止咳液口服，发热退。1月31日凌晨患者开始发热38.8℃，再次至我院急诊科诊治，因新型冠状病毒肺炎疫情严重，要求急诊医生进行新型冠状病毒核酸检测，1月31日下午新型冠状病毒核酸检测结果提示阴性，患者晚上又发热39℃。2月1日遂再次就诊。现恶寒发热，晚上发热为主，头痛，咳嗽，白黄痰，痰难咳出，鼻塞流白稀涕，二便尚调，月经刚好来潮，量少，色暗红。舌红，苔黄，脉弦浮。

诊断：发热，咳嗽（外感发热，风热犯肺）。

治法：疏风清热解毒。

方药"青银汤"加减：北柴胡12克、青蒿12克（后下）、黄芩12克、芦根30克、甘草10克、银柴胡12克、金银花20克、连翘12克、芦茎30克、板蓝根15克、桔梗12克、苦杏仁12克、浙贝母12克、薄荷9克（后下），3剂。

2月3日再诊，诉喝一剂中药后，发热退后无再发热，咳嗽减轻，怕冷，月经量正常。舌淡红，苔薄黄，脉稍浮。考虑热退后又正值经期，正气不足稍有余热，予小柴胡汤加减：北柴胡12克、黄芩12克、法半夏6克、甘草10克、大枣5枚、党参10克、苦杏仁12克、浙贝母12克、桔梗12克，3剂。

**按**：本案患者反复发热，辨证为外感发热、风热犯肺，即可用梁天照的"青银汤"加减，收到了良好的效果。梁天照早年在《新中医》杂志发表《新订"青银汤"治疗热性病（附500例临床分析）》，在此写上本医案，正是新型冠状病毒肺炎疫情严峻时刻，望可以给大家一点启发。

今见冯崇廉、陈炯抗、陈文裕主任主编的《梁天照学术精华与临床应用》问世，我深感高兴！

岭南名医梁天照老先生是广东省名老中医，他曾任广州市政协荔湾区委员、广州市第二人民医院中医科负责人、中华全国中医学会广东分会理事、中华全国中医学会广州分会副理事长、广州中医学会第三届理事会副理事长等职。他医德高尚，在南粤杏林辛勤耕耘几十载，主张医德、医术两者不可偏废，为继承、发展中医药学和培养中医人才作出了很大的贡献。

在《梁天照学术精华与临床应用》中，编者对梁天照的生平、学术思想、医话、医案、临证验方、学术传承等方面做了详述，突显了梁天照的名医风范和学术贡献。《梁天照学术精华与临床应用》是一本集医德医风、学术经验和临床传承于一体的好书。

为促进广州中医药事业的发展，广州十分重视培养中医药人才和提高中医药学术水平的工作，其中广州市中医药学会及其会员单位做了大量的工作，并且取得优异的成绩，可以说出版《梁天照学术精华与临床应用》就是其中重要的一例。

本书主编冯崇廉教授是广州医科大学第三附属医院中医科主任、广东省名中医、中华中医药学会全国第二届百名杰出青年中医、广州市中医药学会第九届理事会副会长兼秘书长。他长期参与广州市中医药学会的资料收集和整理工作，同时对开展中医药学术活动十分积极和敬业。他在发展中医药学术的工作中所取得的成绩是有目共睹的。这次《梁天照学术精华与临床应用》的编辑、出版，就是他带领中医科同仁做出的一件有益于中医药传承的实事。

相信《梁天照学术精华与临床应用》的出版，一定能为广大中医药工作者学习与研究中医药学，交流中医药学术经验，提供帮助。

祈望广州有更多总结岭南中医名家宝贵经验的佳作问世！

林鹏翔

2018年12月